AF318596

SYPHILIS

ET

DÉONTOLOGIE

SECRET MÉDICAL — RESPONSABILITÉ CIVILE
ÉNONCÉ DU DIAGNOSTIC — JEUNES GENS SYPHILITIQUES
LA SYPHILIS AVANT ET PENDANT LE MARIAGE
DIVORCE — NOURRISSONS SYPHILITIQUES — NOURRICES SYPHILITIQUES
DOMESTIQUES ET OUVRIERS SYPHILITIQUES
SYPHILITIQUES DANS LES HÔPITAUX
TRANSMISSION DE LA SYPHILIS PAR LES INSTRUMENTS
MÉDECINS SYPHILITIQUES — SAGES-FEMMES ET SYPHILIS

PAR

Le Dr Georges THIBIERGE

MÉDECIN DE L'HÔPITAL BROCA

PARIS

MASSON ET Cie, ÉDITEURS

LIBRAIRES DE L'ACADÉMIE DE MÉDECINE

120, BOULEVARD SAINT-GERMAIN

1903

SYPHILIS

ET

DÉONTOLOGIE

CORBEIL. — IMPRIMERIE ÉD. CRÉTÉ.

SYPHILIS

ET

DÉONTOLOGIE

—

SECRET MÉDICAL — RESPONSABILITÉ CIVILE
ÉNONCÉ DU DIAGNOSTIC — JEUNES GENS SYPHILITIQUES
LA SYPHILIS AVANT ET PENDANT LE MARIAGE
DIVORCE — NOURRISSONS SYPHILITIQUES — NOURRICES SYPHILITIQUES
DOMESTIQUES ET OUVRIERS SYPHILITIQUES
SYPHILITIQUES DANS LES HÔPITAUX
TRANSMISSION DE LA SYPHILIS PAR LES INSTRUMENTS
MÉDECINS SYPHILITIQUES — SAGES-FEMMES ET SYPHILIS

PAR

Le Dr Georges THIBIERGE

MÉDECIN DE L'HÔPITAL BROCA

———

PARIS

MASSON ET Cie, ÉDITEURS

LIBRAIRES DE L'ACADÉMIE DE MÉDECINE

120, BOULEVARD SAINT-GERMAIN

—

1903

INTRODUCTION

La syphilis est, aux yeux de la grande majorité des gens du monde, un brevet d'inconduite.

Quelques-uns savent bien, par expérience personnelle, qu'elle peut être la conséquence de rapports sexuels peu fréquents, voire même d'un seul rapport sexuel.

D'autres savent qu'elle peut se transmettre en dehors des rapports sexuels, par les contacts les plus innocents.

Elle n'en est pas moins, de par sa réputation séculaire, une maladie que personne ne se vante d'avoir eue.

Les médecins auront beau faire, la présenter comme une maladie comme les autres, elle n'en restera pas moins, pendant longtemps sans doute, la maladie secrète par excellence, celle qu'on ne veut pas voir révéler.

En effet, fût-elle même la maladie dont on parle partout, n'imprimât-elle aucun déshonneur à ceux qui en sont atteints, elle restera la maladie qu'on n'avoue pas avoir eue: susceptible de se transmettre par hérédité, elle demeurera, quoi qu'on fasse, une tare pour une famille, et, comme d'autres tares, l'épilepsie et le cancer par exemple, personne ne tiendra guère à ce que son existence dans son ménage soit de notoriété publique.

De ce fait qu'elle est et doit rester une maladie secrète, la syphilis occupe une place à part dans la pratique, impose au médecin des devoirs spéciaux, ou tout au moins des devoirs plus stricts que la plupart des maladies.

Le secret professionnel, qui lui est imposé en toutes circonstances, revêt en matière de syphilis un caractère plus rigoureux encore et plus impérieux; son observation est, par le client, plus anxieusement demandée et espérée ; sa divulgation est, par contre, plus instamment réclamée par d'autres, que meuvent des motifs divers, depuis l'intérêt du malade, l'intérêt de ses proches jusqu'à la curiosité et à la malveillance.

Contagieuse à un haut degré, se transmettant par contact direct ou indirect, la syphilis réclame, pour ne pas se propager plus activement encore qu'elle ne le fait, des précautions diverses, parfois rigoureuses.

Ces précautions, le médecin doit non seulement les conseiller, mais même il doit les imposer, et les imposer au malade et à son entourage.

D'évolution lente, de durée longue, avec ses manifestations variées et souvent récidivantes, la syphilis est un dommage pour qui la contracte.

Ce dommage, le médecin doit empêcher que l'insouciance du malade et l'absence de soins ne le rendent plus considérable encore.

Il peut aussi avoir à le constater, à l'évaluer, plus souvent à évaluer ce qu'il pourra être, ce qu'il pourra devenir en telle ou telle circonstance.

La Société est atteinte dans ses intérêts, dans sa force totale, chaque fois qu'un de ses membres est malade; son intérêt est qu'il soit soigné et guéri le plus rapidement et le plus complètement possible. Elle est plus atteinte encore par la syphilis que par bien d'autres maladies, parce que cette maladie compromet l'existence de celui qui en est atteint, parce qu'elle est transmissible à sa descendance par hérédité, parce qu'elle est contagieuse et susceptible d'atteindre, de proche en proche, un plus ou moins grand nombre de ses membres.

En soignant un syphilitique, en l'empêchant d'être nocif pour sa descendance, le médecin remplit donc un devoir social. En le mettant en garde contre la contagion possible, en lui fournissant les moyens de l'éviter, il remplit encore mieux ce devoir. En prémunissant la Société contre les dangers de contagion par ce malade, il ferait mieux encore.

Devoirs envers l'individu malade, protection de ses intérêts par l'observation du secret professionnel, protection de sa santé par le traitement, devoirs envers la Société, protection de la collectivité contre les dangers de la contagion par les individus malades, telles sont, en résumé, les obligations qui incombent au médecin.

Ces devoirs semblent souvent contradictoires, incompatibles, les intérêts en présence étant opposés. En réalité, l'incompatibilité est souvent plus apparente que réelle, et il s'en faut de beaucoup que des intérêts opposés soient toujours inconciliables ; mais, pour découvrir comment ils sont conciliables, il faut souvent regarder ailleurs et plus haut que l'intérêt immédiat et apparent des parties en cause, il faut rechercher les conséquences ultérieures de toutes les solutions en présence, considérer le principe et l'esprit des règles à appliquer tout au moins autant que leurs termes stricts, il faut souvent réfléchir aux conséquences qu'entraînerait telle ou telle solution si elle était appliquée, non seulement au cas considéré, mais à toute une série de cas analogues.

Pour fixer sa conduite, le médecin a plusieurs guides : sa conscience, la loi, la tradition médicale ; cette dernière, qui souvent a devancé la loi et qui lui a plus d'une fois suggéré les prescriptions les plus sages, est, en réalité, le résultat des méditations de nos anciens, l'expression des inspirations les plus hautes et les plus nobles de la conscience de nos prédécesseurs.

Nous ferons connaître les prescriptions de la loi, l'enseignement traditionnel et, toutes les fois où l'un et l'autre n'apporteront pas une solution au cas particulier envisagé, nous rechercherons cette solution dans les inspirations de la conscience.

Au reste, la loi fournit la solution d'un grand nombre des problèmes que soulève la pratique de la syphilis.

Il faut donc d'abord la connaître, et ensuite l'interpréter ou mieux savoir comment elle a été interprétée par les hommes compétents, les magistrats et les juristes.

Nous étudierons donc en premier lieu, avec quelques détails, deux questions de droit qui priment toutes les autres en matière de syphilis, le secret médical et la responsabilité civile appliquée aux cas de transmission de syphilis. Ces deux questions sont très incomplètement étudiées au point de vue spécial de la syphilis dans les traités classiques de médecine légale; sur la seconde surtout, comme sur celle du divorce, beaucoup de médecins ont les idées les plus incomplètes et les plus erronées. Il m'a donc paru utile d'en reprendre l'étude avec des documents précis, et surtout en me basant sur les nombreux jugements et arrêts rendus en pareille matière par les tribunaux et les cours. Pour recueillir et interpréter ces documents, j'ai eu recours à l'obligeance et à la science de plusieurs magistrats et juristes sans le concours et le contrôle desquels je n'aurais osé entreprendre semblable travail. Grâce à leur collaboration, je puis donner ces chapitres comme représentant très exactement la jurisprudence actuelle.

Il est des circonstances où la loi n'a pas à intervenir pour imposer au médecin une ligne de conduite et où, cependant, il ne doit pas se contenter de demeurer dans les limites mêmes du droit pour rester dans son devoir ou pour faire tout son devoir ; il est surtout de nombreux cas de conscience soulevés par des situations embarrassantes.

J'examinerai un grand nombre de ces cas, j'en chercherai la solution, mais je n'ai pas la prétention de les énumérer tous ; je suis convaincu que bien des cas peuvent se présenter que je n'ai pas envisagés ; j'espère cependant avoir examiné assez de situations diverses pour lever presque toutes les difficultés importantes de la pratique.

D'aucuns pourront même penser, devant la multiplicité des cas que j'étudie, devant l'invraisemblance de quelques-uns, que j'ai pris plaisir à imaginer des difficultés, à créer des situations extraordinaires. Il n'en est rien. Je n'ai inventé aucune des hypothèses en présence desquelles je mets le lecteur. Elles répondent presque toutes à des faits que j'ai observés ; quant à celles en petit nombre qui ne sont pas tirées de ma pratique, je les ai connues par les récits de mes maîtres ou de mes confrères, où j'ai lu la relation de faits qui les justifient.

Ce livre n'a d'autre prétention que de servir de guide dans la pratique, de fournir des indications sur la conduite à tenir en présence de certains cas de syphilis. Il n'est, à aucun titre, un livre de pathologie; je suppose donc connues toutes les lois qui régissent la marche de la syphilis, la symptomatologie de ses diverses manifestations, les éléments de leur diagnostic. Si, par aventure, je rappelle quelques données pathologiques, c'est parce qu'elles ont une importance capitale, ou parce qu'elles sont d'acquisition récente et de connaissance peu répandue.

Parmi les sujets divers que j'ai eus à traiter dans ce livre, plusieurs ont été l'objet de travaux importants de la part de maîtres de l'École française auxquels je veux ici rendre hommage.

Toutes les questions qui ont trait au secret médical ont été traitées avec une rare largeur de vues et une conception élevée du rôle du médecin par Tourdes, Dechambre et surtout par M. Brouardel, dans un livre dont je me suis souvent inspiré.

Celles qui ont trait au rôle de la syphilis dans le mariage, à l'allaitement des nourrissons syphilitiques ont été l'objet de publications, depuis longtemps classiques, du chef éminent de l'École syphiligraphique française, M. Alfred Fournier. J'ai puisé dans son livre *Syphilis et mariage*, dans ses leçons sur les *Nourrices et nourrissons syphilitiques* de précieux enseignements.

SYPHILIS ET DÉONTOLOGIE

CHAPITRE PREMIER

LE SECRET MÉDICAL ET LA SYPHILIS

Bien avant que la loi leur en eût conféré l'obligation, les médecins se considéraient comme tenus à ne pas révéler les secrets appris dans l'exercice de leur profession.

Dans l'admirable code professionnel qui porte le nom de serment d'Hippocrate, il est dit : « Quoique je voie ou entende dans la société, pendant l'exercice de ma profession, je tairai ce qui n'a jamais besoin d'être divulgué, regardant la discrétion comme un devoir en pareil cas. »

Plus explicite encore dans son laconisme, était le précepte formulé dans les statuts de la Faculté de médecine de Paris (Réformation des statuts 1599, imprimés en 1602, art. 19 ; statuts de 1761, art. 77) : « *Ægrorum arcana visa, audita, intellecta eliminet nemo.* »

C'est qu'en effet, le meilleur moyen pour le médecin de gagner la confiance de son malade, de l'amener à faire connaître toutes les circonstances propres à l'éclairer sur la nature et la gravité de son mal, est encore de lui donner l'assurance et la preuve que cette confiance ne sera pas trahie, que ses confidences seront scrupuleusement gardées. En s'imposant ces règles, nos prédécesseurs avaient certainement en vue le respect qu'ils devaient aux malades, mais ils travaillaient, en même temps que pour son honneur, pour le profit et le développement de la profession médicale.

Le Code pénal donna force de loi aux règles professionnelles des médecins. En un article d'une portée très générale et qui est la base d'une jurisprudence étendue, ils sont nommément désignés, eux et leurs coopérateurs professionnels. L'article 378 dit en effet : « Les médecins, chirurgiens et autres officiers de santé, ainsi que les pharmaciens, les sages-femmes, et toutes autres personnes dépositaires, par état ou profession, des secrets qu'on leur confie, qui, hors le cas où la loi les oblige à se porter dénonciateurs, auront révélé ces secrets, seront punis d'un emprisonnement d'un mois à dix mois et d'une amende de 100 francs à 500 francs. »

Pendant longtemps, les tribunaux et les Cours, se basant sur la place que le législateur avait donnée à cet article du Code pénal dans le chapitre concernant les calomnies et les injures, admettaient qu'il ne s'appliquait qu'au cas où les révélations indiscrètes étaient « inspirées par la méchanceté et le dessein de diffamer et de nuire (1) ».

La jurisprudence considérait donc, ou semblait considérer que l'obligation du secret professionnel avait pour but de protéger des intérêts particuliers, conception singulièrement étroite, peu conforme à l'esprit qui avait inspiré nos prédécesseurs lorsqu'ils s'imposaient à eux-mêmes la loi du secret professionnel.

En réalité, d'ailleurs, les magistrats reconnaissaient qu'en imposant aux médecins le devoir de se taire sur

(1) Arrêt de la Chambre criminelle de la Cour de cassation, du 23 juillet 1830.

les faits appris dans l'exercice de leur profession, la loi faisait mieux que d'aider à la sauvegarde des intérêts particuliers, qu'elle aidait la mission humanitaire du médecin, qu'elle le mettait à même de secourir nombre de malades qui resteraient privés de l'assistance médicale s'ils se savaient exposés à l'indiscrétion du médecin. Somme toute, l'intérêt général profitait de cette protection accordée aux intérêts particuliers, et la loi, ici encore, avait une portée plus grande que ne pouvaient le faire supposer ses applications immédiates.

Dans ces dernières années, la jurisprudence s'est, si je puis ainsi parler, singulièrement affinée en matière de révélation de secret professionnel : elle n'en a plus borné la répression aux cas où cette révélation avait eu pour mobile l'intention de nuire, et dans une affaire demeurée célèbre, trois juridictions successives, le tribunal de la Seine, la Cour d'appel de Paris et la Cour de cassation, ont condamné pour violation de secret professionnel un médecin contre lequel on ne relevait aucune intention malveillante; nous reviendrons plus loin sur cette affaire dont la conclusion juridique est d'importance capitale et dans laquelle on peut dire que la condamnation de notre confrère a été prononcée « dans l'intérêt de la loi ».

Actuellement, la jurisprudence témoigne hautement de l'impériosité du devoir du secret professionnel; elle en fait une prescription d'ordre général, indépendante des intérêts particuliers, matériels et moraux, qu'elle peut protéger; on voit même les tribunaux refuser de faire état de témoignages qui constituent la révélation de secrets médicaux dans des cas où ces témoignages sont les seules preuves apportées par la partie qui les a suscités.

L'observation du secret médical est devenue, ainsi que nous le montrerons plus loin, un principe des plus stricts et des plus formels aux yeux des magistrats et un principe d'ordre général et d'intérêt commun, devant lequel doivent céder des intérêts particuliers.

La loi n'a relevé le médecin du secret professionnel et ne lui a imposé la déclaration des maladies contagieuses, ou plutôt de certaines maladies contagieuses, que parce que la propagation de ces maladies compromet la sécurité générale, et cette déclaration se justifie parce qu'elle est la base de mesures prophylactiques dont profitent à la fois la Société en général, l'entourage du malade et souvent le malade lui-même.

La question du secret professionnel, on le voit, a été envisagée de deux façons très différentes au point de vue doctrinal par les tribunaux, sinon par les médecins.

L'observation du secret a pu être considérée comme la sauvegarde d'intérêts particuliers ; elle est maintenant regardée comme un principe d'ordre général, comme une sauvegarde pour la Société toute entière, intéressée à ce que chacun de ses membres considéré comme fraction du corps social réclame et reçoive les soins médicaux dont il a personnellement besoin.

Je voudrais, avant d'entrer dans l'étude de l'application du principe, montrer sous un jour plus large encore l'importance du secret professionnel en matière de syphilis.

La syphilis est, de toutes les maladies, celle que, pour une infinité de raisons déjà exposées dans l'avant-propos, les malades redoutent le plus de voir divulguer.

Si les syphilitiques, ou les malades qui craignent

de l'être, ne pouvaient confier à la discrétion d'un médecin le secret de leur maladie, ils se garderaient de le consulter.

Nombre d'entre eux, ignorants de la gravité de la syphilis, s'imagineraient que ses manifestations ne vont pas tarder à s'effacer; espérant s'en tirer à meilleur compte en suivant quelque traitement anodin conseillé par un ami, ils se traiteraient sans consulter de médecin : dès lors, ils se soigneraient mal et insuffisamment, ce qui équivaut presque à dire qu'ils ne se soigneraient pas du tout.

D'autres iraient demander avis à quelque charlatan réputé pour soigner les maladies secrètes, dont le silence s'achèterait suivant tarif, et de la part duquel ils seraient exposés, sous prétexte de discrétion, aux exactions les plus odieuses; ceux-ci encore ne suivraient qu'un traitement ou nul ou insuffisant, parfois même dangereux.

Finalement, n'osant confier à un médecin compétent la charge de les soigner, ou éconduits par le praticien respectable auquel ils viendraient, pour prix de son silence, proposer quelque honteux marché, un grand nombre de syphilitiques resteraient sans soins.

Qu'adviendrait-il pour la Société?

D'abord, ainsi que je le disais plus haut, qu'un certain nombre de ses membres atteints de syphilis se priveraient de soins médicaux, seraient exposés pour eux-mêmes à toutes les conséquences d'une syphilis non soignée. — Premier dommage pour la Société.

Ensuite que, non soignés, ils sèmeraient la contagion autour d'eux, d'autant mieux qu'ils ignoreraient et leur propre contagiosité et les moyens d'y parer. — Deuxième et capital dommage.

Et la Société y gagnerait une singulière exagération de la fréquence de la syphilis et de sa gravité !

Il se trouve donc que le secret professionnel, qui semble être destiné uniquement à protéger les intérêts personnels des syphilitiques, est en réalité la sauvegarde de la Société parce qu'il lève un obstacle qui empêcherait nombre de syphilitiques de se soigner.

Par là, l'obligation du secret médical devient la première et l'une des plus importantes parmi les mesures de prophylaxie publique de la syphilis.

Cette conséquence sociale du secret médical est à peine entrevue par les magistrats et les sociologues. Elle échappe à beaucoup de médecins. Elle mérite d'être mise en lumière, parce qu'elle peut servir à réfuter tous les arguments élevés contre l'obligation absolue du secret médical en matière de syphilis.

Nous verrons, en effet, dans les pages qui suivent, qu'il est des cas où cette obligation pèse au médecin, qu'en s'y soumettant, celui-ci se met dans l'impossibilité d'empêcher des contaminations syphilitiques parfois multiples : il est telle circonstance où, ne pouvant empêcher un syphilitique de se marier, le médecin sent l'obligation de garder le secret troublant sa conscience et se regarde presque comme complice d'une action qu'il peut à juste titre estimer criminelle, puisque ce syphilitique ne manquera pas de contaminer sa femme ; en pareille circonstance, la loi lui devient odieuse, elle lui semble avoir été faite uniquement dans le but de protéger des intérêts particuliers et, parmi ceux-ci, les moins respectables de tous ; l'intérêt général dont elle est en réalité la sauvegarde lui paraît sacrifié.

On comprend que, entrant en révolte contre la loi, le

médecin soit tenté de faire plier ses obligations devant le cri de sa conscience, oubliant que, suivant la belle expression d'un magistrat, « nul n'est assez sûr de sa conscience pour la mettre au-dessus de la loi (1) ».

On comprend aussi que des penseurs, émus par le côté tragique de cette situation, aient cru pouvoir songer à supprimer, pour ces cas particuliers, l'obligation du secret médical, sans réfléchir qu'en entamant sur un point le dogme du secret professionnel, ils ouvriraient une brèche dangereuse par laquelle pourraient pénétrer d'autres dérogations moins justifiables qui finiraient par le détruire. Cette dérogation fût-elle même et restât-elle limitée à une circonstance définie, le secret médical cesserait d'être un instrument de prophylaxie générale, une mesure d'intérêt commun et n'aurait plus d'autre rôle que de protéger des intérêts particuliers : bien des syphilitiques ne viendraient consulter le médecin que s'ils étaient sûrs de n'avoir pas quelque jour à se repentir de l'avoir mis à même de constater leur maladie.

Il est des circonstances où la loi oblige le médecin à se porter dénonciateur : ces circonstances n'entament pas le principe du secret professionnel tel que nous le comprenons et tel qu'il doit être compris pour rester la mesure tutélaire nécessaire à la Société : elles ont trait, ainsi que nous le verrons plus loin, à des crimes dont le médecin est témoin dans l'exercice de sa profession et dont il est appelé à soigner non les coupables, mais les victimes ; il est bien évident que la possibilité

____

(1) B. Lacombe, *Le secret professionnel en médecine*. Discours prononcé à l'audience solennelle de rentrée de la Cour de Bordeaux. Bordeaux, 1875, p. 20.

de le voir devenir dénonciateur n'empêcherait pas ces victimes de recourir à des soins; nous montrerons, au surplus, en étudiant de près les textes, que ces circonstances ne semblent en aucun cas se rapporter à des faits de transmission de la syphilis.

Dans certains pays, en Danemark par exemple, la déclaration des maladies vénériennes, de la syphilis en particulier, est obligatoire, dans des conditions qui rappellent celles où la déclaration de certaines maladies contagieuses est pratiquée en France.

Avec les garanties dont les lois de ces divers pays l'ont entourée, cette prescription est une des meilleures mesures de prophylaxie des maladies vénériennes; la déclaration, faite à des autorités sanitaires et tenue scrupuleusement secrète, n'effraie en rien les malades, ne les empêche pas de recourir aux soins des médecins; ses conséquences, l'épuration des milieux où se contractent les maladies vénériennes, les facilités de traitement procurées aux malades qui en sont atteints, restreignent singulièrement la propagation de la syphilis. Bien que cette prescription légale n'existe pas en France et qu'il n'ait jusqu'à présent jamais été sérieusement question de l'y introduire, il convenait de montrer ici qu'elle ne vient pas à l'encontre de la conception du rôle tutélaire et social que nous attribuons à l'obligation du secret professionnel en matière de syphilis.

Ces principes posés, voyons comment doit être comprise, en pratique, l'obligation du secret professionnel. Nous nous placerons, quant à présent, au point de vue général du droit, sans entrer dans le détail des circonstances particulières, des espèces, que nous étudierons dans les chapitres suivants. N'ayant pas l'intention d'écrire un traité complet du secret professionnel, nous nous restreignons à l'exposé des faits qui peuvent trouver leur application lorsque le secret concerne les cas de syphilis.

Et d'abord, quels sont les éléments constitutifs du secret professionnel?

Longtemps, les magistrats, s'appuyant sur les termes de l'article 378 du Code pénal qui empêche les médecins de révéler « les secrets qu'on leur confie », ont admis que, pour être répréhensible, la révélation devait porter sur des faits qui leur avaient été confiés plus ou moins strictement sous le sceau du secret.

Par contre, les médecins, s'appuyant sur le précepte de la Faculté, considéraient que les faits secrets pouvaient avoir été constatés, entendus ou soupçonnés (visa, audita, intellecta).

Comme le dit très justement M. Brouardel (1) dans un livre dont nous nous inspirons en écrivant ce chapitre : « Le secret n'est pas seulement ce qui a été confié, ce que l'on a connu par l'oreille, mais ce que l'on a vu ou compris. Et de fait, il est assez rare qu'un malade nous dise qu'il fait appel à notre loi du secret, quelques-uns nous avertissent qu'ils s'adressent à nous comme à un confesseur, mais, le plus souvent, ils versent dans notre sein les confidences les plus cruelles, sans faire la moindre allusion à notre discrétion et je ne sais quel nom on pourrait donner à leurs aveux si on ne les considérait pas comme constituant des secrets par leur nature même. D'autres nous laissent deviner

(1) Brouardel, *Le secret médical*, 2e édition. Paris, 1893, p. 173.

ou découvrir ce qu'ils ont de plus caché et souvent,
dans nos rapports, aucune allusion ne fera présumer
qu'ils soupçonnent que nous avons percé le mystère
qui n'est plus que dans les mots et non dans le fait.
Peut-on dire cependant que ces malades ne nous ont
pas confié un secret? J'ai déjà expliqué que, parfois, le
prétendu secret du malade n'est même pas connu de
lui, il l'est du médecin seul, qui ne dévoile à son client
qu'une partie de l'avenir. »

L'opinion des magistrats s'est d'ailleurs modifiée, elle
est devenue conforme à celle qu'avaient toujours sou-
tenue les médecins ; en nombre de jugements, les tribunaux ont constaté que le médecin ne se trouvait pas
seulement dans l'obligation de conserver les secrets
qui lui avaient été confiés, mais aussi ceux dont il avait
eu connaissance dans l'exercice de sa profession.

Appelé en justice pour témoigner sur un fait qu'il a
connu professionnellement, le médecin doit toujours
répondre à la citation et se présenter devant le juge
qui l'a fait citer, car nul ne peut sans excuse valable
se dispenser de répondre aux injonctions de la justice ;
mais avant de prêter serment, il déclarera qu'il est
lié par le secret professionnel et qu'il ne pourra répondre
aux questions qui lui seront posées ; il ne se trouvera
plus de ministère public pour requérir contre lui une
condamnation et de juges pour lui infliger l'amende
dont la loi punit le refus de témoignage. Il s'exposerait au
contraire à des poursuites s'il allait au devant de
l'interrogatoire ou si, répondant aux questions d'un
avocat, il venait à faire connaître des faits qu'il a
appris dans l'exercice de sa profession, pût-il même
affirmer que son client ne lui a pas imposé le secret.

La révélation du secret médical, pour être répréhensible, n'a pas besoin d'être faite en pleine audience, en face de l'appareil de la justice. Elle est aussi coupable aux yeux de la loi, quand elle se fait, en particulier, ne fût-ce qu'à une seule personne; la justice a reconnu, par exemple, le caractère délictueux de la révélation faite par un médecin à sa femme de l'existence d'une maladie vénérienne chez un de ses clients.

La révélation n'est pas constituée seulement par la communication brutale et explicite du fait que telle personne est ou a été atteinte de telle ou telle maladie ; elle peut résulter d'une sorte d'aveu tacite : qu'un médecin ait l'habitude de donner, lorsqu'on les lui demande à l'occasion d'un projet de mariage, des renseignements sur ceux de ses clients qui ne sont pas atteints de maladies vénériennes, son silence en dénoncera l'existence chez ceux sur lesquels il refusera de donner des renseignements ; qu'il vienne quelque jour devant la justice affirmer, comme le conseille M. Fournier, qu'un de ses clients inculpé d'attentat à la pudeur est innocent, son silence sera plus tard interprété comme une présomption de culpabilité s'il refuse de témoigner pour un autre client compromis dans une semblable affaire. Je ne sache pas que les tribunaux aient eu à se prononcer sur des faits de ce genre et à reprocher à un médecin le silence intermittent; mais je considère comme d'obligation stricte le précepte du silence constant qui a été très justement posé par M. Brouardel (1).

Est-il besoin de faire remarquer que, ce que le médecin ne doit pas dire, il ne doit pas à plus forte raison

(1) Brouardel, *Loco citato*, p. 41 et 170.

l'écrire? Sous aucun prétexte, le médecin ne peut remettre à un tiers l'attestation qu'un de ses clients est atteint d'une maladie vénérienne. Sous aucun prétexte, le médecin ne doit faire connaître par écrit que telle personne, désignée nominativement ou signalée par telle particularité susceptible de la faire reconnaître, est atteinte de syphilis ou de telle ou telle autre affection. Sur ces deux points, la jurisprudence est aujourd'hui établie d'une façon formelle.

Les tribunaux ont condamné des médecins pour avoir délivré à une femme un certificat constatant que son mari, qu'ils avaient soigné, était atteint de syphilis ; ils ont, pour règle constante, lorsque l'existence d'une maladie chez une personne donnée, de la syphilis en particulier, n'est établie que par un certificat ou une pièce de correspondance écrite en violation du secret professionnel, de rejeter cette preuve comme illégale, de n'en pas faire état et, si la partie qui l'a produite ne peut fournir aucune autre preuve ou si le commencement de preuve résultait uniquement de la pièce en question, de la débouter de ses conclusions. Cela est, aujourd'hui, de jurisprudence constante et établie par une foule de jugements (1).

(1) Voici, pour bien fixer les idées sur ce point, les considérants empruntés à quelques jugements récents :

Le tribunal de Fougères, le 29 juin 1898 (*Recueil de Sirey*, 1901, 2ᵉ partie, p. 108), dans une instance engagée à la suite d'un accident de travail, rejette la demande de preuve formulée par le patron responsable. « Attendu que la délivrance de ce certificat à L... (le patron), hors la présence et sans le consentement de M... (l'ouvrier blessé), constitue un manquement grave aux devoirs de discrétion imposés à tous les médecins ; — attendu, en effet, que les docteurs en médecine ne doivent pas révéler à des tiers les constatations médicales par eux faites lors de leurs visites, sans y avoir été formellement autorisés par les personnes visitées; qu'à bien

Une affaire qui a provoqué, il y a quelques années, une émotion réelle dans le monde médical et a con-

plus forte raison il leur est plus formellement encore interdit, s'ils ont été appelés auprès d'un blessé, de délivrer à une tierce personne, intéressée à contester les conséquences de ces blessures, un certificat médical dont usage pourra être fait contre la personne qui leur a accordé sa confiance et à laquelle ils ont consenti à donner leurs soins ; — attendu que G... et M... auraient-ils été les médecins appelés d'accord par les deux parties, leur obligation au secret professionnel n'en subsisterait pas moins au profit de M... vis-à-vis de L... ; — attendu que M... est donc bien fondé à demander que le tribunal rejette des débats une pièce dont la présence entre les mains de L... est ainsi viciée dès son origine ; — attendu qu'il y a lieu, en ordonnant le retrait de cette pièce des débats, d'en prescrire, conformément aux réquisitions du ministère public, le dépôt au greffe aux fins d'examen de poursuite s'il y a lieu ; — attendu dès lors qu'il y a lieu de rejeter, comme non pertinente, en vertu des motifs ci-dessus, la demande de preuve formulée par L... »

La Cour d'appel de Besançon, dans un arrêt du 7 juin 1899 (*Recueil de Sirey*, 1901, 2ᵉ partie, p. 109) infirme un jugement du tribunal de Vesoul du 28 juillet 1898 qui admettait la production d'un certificat.

« Attendu que le certificat produit par les appelants, comme d'ailleurs ceux produits par les intimés et émanant du Dr V..., doivent être rejetés du débat, parce que leur production dans la cause constitue une violation de secret professionnel, c'est-à-dire d'une prescription d'ordre public qui ne saurait être violée dans un intérêt de moralité supérieur et sans ébranler la confiance qui s'impose dans l'exercice de certaines professions pour garantir le secret des familles ;

« Attendu que ce secret est la propriété exclusive de celui qui l'a confié ; que le docteur-médecin qui l'a reçu n'est pas maître d'en disposer dans telles conditions ou telles limites que sa conscience semblerait le lui permettre, que le Dr V... ayant donné ses soins à Gaspard B... n'a connu les causes de la mort de cet homme qu'à raison de l'exercice de sa profession, et que les constatations de ses certificats ne portent que sur des faits qui, par leur nature même, sont secrets ; que, dès lors, la cour ne saurait faire état de ces documents, qui ne peuvent faire preuve par eux-mêmes, ni constituer l'élément essentiel et primordial de la preuve par voie d'expertise qui est ainsi illégalement sollicitée ; — attendu que, S...

tribué à fixer la jurisprudence en matière de secret professionnel, l'affaire du Dr W..., a eu pour point de

mort, nul ne peut relever le Dr V... du secret professionnel, parce que c'est là un droit qui ne saurait appartenir qu'à la personne même qui est propriétaire ; qu'il importe donc peu que les deux parties en cause produisent des certificats du médecin ; que les héritiers, les continuateurs même de la personne du défunt, n'ont ni l'exercice, ni la jouissance d'un droit qui, par sa nature même, est exclusivement individuel et personnel. »

La Cour de cassation (chambre civile, 1er mai 1899, *Gazette du Palais*, 1899, 1re partie, p. 689) a cassé un arrêt de la Cour de Paris qui avait admis la déposition du médecin traitant dans une instance engagée contre une compagnie d'assurances, « attendu que le témoignage d'un médecin ainsi provoqué et fourni au mépris de la prohibition édictée par l'article 378 du Code pénal ne saurait servir de fondement à une décision de justice et qu'en décidant le contraire, l'arrêt attaqué a violé le texte de loi ci-dessus visé ».

Voici, dans le même ordre d'idées, les considérants d'un arrêt rendu le 10 mai 1900 par la chambre criminelle de la Cour de cassation à la suite d'un pourvoi contre un arrêt de la Cour de Besançon : « Attendu, en droit, que l'obligation du secret professionnel indique, pour ceux qui y sont soumis, l'interdiction de révéler, même lorsqu'ils sont appelés à déposer en qualité de témoins, les secrets dont ils sont devenus dépositaires à raison de leur état ou de leur profession ; que la justice ne peut demander un élément de preuves à une déposition faite en violation du secret professionnel ;

« Attendu, en fait, que le jugement du tribunal correctionnel de Lure, qui a relevé la nommée X... de la poursuite dirigée contre elle pour suppression de part, déclare qu'il résulte de la déposition de la dame X..., sage-femme, entendue à l'audience qu'elle a été consultée par la prévenue et qu'elle a constaté qu'elle était enceinte de six mois ;

« Attendu que, le ministère public ayant interjeté appel de cette décision, la prévenue a pris devant la Cour des conclusions tendant à ce que la déposition de la sage-femme fût déclarée inopérante comme ayant été faite en violation du secret professionnel ;

« Attendu qu'il appert de l'arrêt attaqué que la dame X... n'a connu le fait secret sur lequel elle a fourni son témoignage qu'à raison des conseils que la prévenue lui a demandés en qualité de sage-femme ;

« Qu'il suit de là qu'en faisant droit aux conclusions de la prévenue

départ une lettre publiée dans un journal politique : le Dr W..., ému par des articles de journaux qui le présentaient comme ayant donné à un de ses clients et amis des conseils funestes et par des propos de cercle qui attribuaient la mort de ce client aux suites d'une infection syphilitique, crut devoir adresser au rédacteur d'un journal politique une lettre dans laquelle il rétablissait les faits et faisait connaître que son client avait succombé à une tumeur maligne du testicule ; poursuivi par le ministère public pour violation du secret professionnel, il fut condamné et vit sa condamnation confirmée en appel et en cassation, quoique les diverses juridictions aient reconnu sa parfaite bonne foi et aient admis qu'en écrivant sa lettre il n'avait pas été guidé par l'intention de nuire.

Dans une affaire plus récente, un des maîtres les plus éminents de la médecine française a été condamné par le tribunal de première instance et par la Cour d'appel (1) à des dommages-intérêts envers les héritiers d'une malade atteinte d'accidents hystériques dont il avait, dans un livre exclusivement scientifique, publié l'observation médicale très complète, accompagnée de photographies permettant de reconnaître l'identité du sujet de l'observation.

Il est de jurisprudence constante que le médecin peut être délié du secret professionnel par celui qui lui a confié ce secret.

Remarquons d'abord que, le secret étant de sa nature

et en déclarant inopérante la déposition de la dame X..., l'arrêt attaqué, loin de violer l'article 378 visé au moyen, en a fait une exacte application. »

(1) Arrêt de la Cour de Bordeaux, 5 juillet 1893.

intransmissible, le praticien ne peut en être relevé que par celui-là même qui le lui a confié, par le malade et par lui seul ; en matière de syphilis moins qu'en toute autre, les tribunaux n'admettraient pas que les héritiers d'une personne morte puissent autoriser son médecin à faire connaître à quelle maladie elle a succombé ou pour quelle maladie il l'a soignée.

Même lorsqu'il y est autorisé par l'intéressé, le médecin n'est pas obligé de faire connaître les secrets dont il est dépositaire. Deux raisons peuvent lui faire garder le silence. D'abord, il se peut que le secret ne soit pas exclusivement propre à son client, que, en même temps qu'il lui donnait des soins, ou à toute autre époque, le médecin ait été à même de constater l'existence de la syphilis chez telle ou telle personne de son entourage ; s'il dépose sur la syphilis de son client, il peut se trouver exposé à faire connaître les secrets d'un tiers qui ne l'a pas autorisé à parler ; il peut arriver que, pressé de questions par un avocat, il soit contraint de s'arrêter dans sa déposition, ou entraîné à faire une réponse dont il n'aurait pas eu soin de peser suffisamment les termes. D'autre part, le client qui délie son médecin du secret professionnel, est loin de toujours soupçonner ce que le médecin sait sur son compte ; s'attend-il, à ce que, tout en ne disant rien que la vérité, le médecin, va se trouver contraint de dire toute la vérité ? Or dans toute cette vérité, il peut y avoir telle circonstance qui, rapprochée de tel fait de la cause, se tournera contre lui ; il peut encore y avoir tel fait le concernant, qu'il ne soupçonne pas, mais qu'il pourra être désagréablement surpris de voir produire à l'audience et d'entendre commenter par l'avocat de son adversaire.

Pour toutes ces raisons, le médecin doit, en maintes

circonstances, se retrancher derrière le secret professionnel, refuser de parler même sur l'invitation et avec
l'autorisation de son client; les tribunaux, d'ailleurs,
admettent que, même en ce cas, il a le droit de garder
le silence.

Détenteur d'un secret dont seul il peut témoigner,
et dont la connaissance peut seule établir l'innocence
ou les droits de son client, le médecin se demande
parfois s'il n'a pas quelque moyen d'éclairer la justice.
Il peut être tenté de remettre à son client, par écrit et
pour tel usage que bon lui semblera, une attestation
relatant son état, une description des maladies qu'il
a constatées chez lui, attestation rédigée sous forme
de lettre, de consultation ou de certificat et destinée
à être versée aux débats. Le médecin ne saurait, sur
ce point, être trop réservé. Il ne convient pas, en une
matière aussi délicate que la syphilis, de s'aventurer
sans précautions extrêmes. Une telle attestation ne
saurait être délivrée, dans les circonstances exception-
nelles où le médecin croirait devoir le faire, que sur
la demande expresse, formulée par écrit par le malade
lui-même, dans un but précis et déterminé. Et encore le
médecin qui la délivrera devra-t-il faire observer à son
client que, à force de voir produire en justice des certificats délivrés en dehors de la partie adverse et sans
contrôle possible de sa part, le plus souvent en vue ou
au cours du procès où ils sont produits, les magistrats
doivent nécessairement en arriver à les soupçonner de
complaisance et par suite ne plus guère y attacher de
valeur ou mieux se mettre en défiance contre les certificats qui leur sont soumis. Il devra de plus lui faire observer que cette attestation sera étudiée, torturée peut-être

par l'avocat de la partie adverse, que les avocats savent faire voir dans un certificat médical toute autre chose que ce qui y a été écrit et ne manquent pas de faire connaître en pleine audience les déductions, souvent fâcheuses pour leur adversaire, qu'ils en ont tirées. Il réfléchira, avant de signer, aux insinuations dont il sera peut-être lui-même l'objet de la part de cet avocat, se souviendra que le médecin sort souvent amoindri de l'audience où il a été question de lui. Il lui sera, à tous égards, préférable de s'inspirer de l'habitude de Ricord qui ne délivrait jamais à ses clients de certificat constatant qu'ils étaient atteints de syphilis et les engageait, s'ils voulaient prouver à la justice qu'ils en étaient atteints, à produire ses ordonnances antérieures.

L'article 378 du Code pénal porte que, les médecins et toutes personnes dépositaires de secrets professionnels sont astreintes à ne pas révéler ces secrets, « hors le cas où la loi les oblige à se porter dénonciateurs ».

Quels sont ces cas? Ils sont définis par l'article 30 du Code d'instruction criminelle ainsi conçu : « Toute personne qui aura été témoin d'un attentat, soit contre la sûreté publique, contre la vie ou la propriété d'un individu, sera pareillement tenue d'en donner avis au procureur de la République... »

Aucune disposition de la loi n'édicte de sanction pénale contre ceux qui contreviennent à cet article, qu'ils soient médecins ou non. Il en résulte que son application est laissée à la conscience et à l'interprétation de chacun, qu'il assure l'impunité du dénonciateur plutôt qu'il ne rend la dénonciation obligatoire.

Quelques auteurs ont pu penser que l'article 30 du

Code d'instruction criminelle permettait au médecin de dénoncer les faits délictueux de transmission de la syphilis dont il a connaissance.

Ils ont fait observer que, en style juridique, le terme de témoin ne s'applique pas seulement, comme en langage courant, aux personnes qui sont présentes au moment où un acte se commet, mais à celles qui en ont constaté les conséquences, qui peuvent en témoigner. Ils ont pensé aussi que, en raison des conséquences graves de la syphilis, sa transmission pouvait être considérée comme un attentat contre la vie.

De par cette interprétation, ils se sont crus autorisés, notamment, à dénoncer à l'autorité judiciaire des cas de transmission de syphilis ou des cas d'attentat à la pudeur (1) qu'ils avaient observés dans leur service hospitalier.

Ce faisant, ils ont obéi à un scrupule fort honorable ; selon toute vraisemblance, le ministère public ne requérerait pas d'office des poursuites contre ceux qui imiteraient leur conduite. Néanmoins je ne saurais engager un médecin à suivre cet exemple, et cela, pour deux motifs : d'abord parce que, si pour une raison ou une autre le ministère public le poursuivait, le tribunal serait forcé de le condamner, et ensuite parce que même en l'absence d'une poursuite correctionnelle à la requête du ministère public, il pourrait se trouver exposé à une action en responsabilité civile, et à une demande en dommages-intérêts de la part du personnage dont il aurait dévoilé les agissements : si peu intéressant que soit ce dernier, il aurait grandes chances d'obtenir gain de cause.

En effet, le raisonnement juridique sur lequel repose

---

(1) Tourdes, *Dictionnaire encyclopédique des sciences médicales*, art. secret médical, 3ᵉ série, t. VIII, p. 433.

la légitimité de cette dénonciation, ne serait pas admis par les tribunaux.

Voici, sur la portée de ces deux articles, l'opinion d'un commentateur du Code pénal dont l'avis fait autorité (1).

« En présence du devoir, au moins moral, en l'absence d'une pénalité, que l'article 30 du Code d'instruction criminelle impose à toute personne de dénoncer les crimes et délits dont elle a été témoin, l'article 378 du Code pénal a fait fléchir l'obligation du secret, même pour les personnes dépositaires d'un secret professionnel, sous la condition cependant : que le secret portera sur un crime ou un délit... et qu'en outre la personne à l'égard de laquelle il constitue un secret professionnel en aura été témoin.

« D'où la conséquence que l'obligation du secret professionnel reprendra son empire quant à ce secret lorsque l'une des personnes désignées en l'article 378 en aura eu connaissance par l'effet d'une confidence postérieure à la perpétration du crime ou du délit qui en est l'objet.

« Ainsi le médecin qui, dans l'exercice de son art, constate sur la personne du malade qui l'a appelé auprès de lui les traces d'un crime, par exemple un avortement, n'est pas tenu de le dénoncer et, dès lors, demeure soumis à la loi du secret. »

Il résulte de ce commentaire de Dalloz que le médecin, pour être dégagé du secret professionnel, doit avoir été témoin de l'accomplissement du crime ou délit, ce qui ne peut être le cas dans les faits de transmission de la syphilis.

En outre, l'interprétation que je citais plus haut supposait que la transmission de la syphilis pouvait

____

(1) Dalloz, *Les codes annotés. Code pénal*, art. 378.

être considérée comme un attentat contre la vie. C'est là une interprétation qui étend singulièrement la partie de ce terme et dont la jurisprudence ne nous a fourni jusqu'ici aucun exemple.

Il ne faut d'ailleurs pas oublier qu'il s'agit ici de justice répressive et qu'en vertu d'un principe fondamental du droit, les termes de la loi ne peuvent être étendus en matière répressive : l'article 30 du Code d'instruction criminelle parlant expressément d'attentat contre la vie des personnes ne peut s'appliquer qu'aux faits constituant strictement un attentat *contre la vie*.

En résumé, le médecin agira prudemment et se conformera à la loi en ne dénonçant pas à la justice les faits de transmission de syphilis qu'il aura été appelé à constater. La consultation juridique que nous citerons au chapitre traitant des syphilitiques dans les hôpitaux (p. 248) montrera d'ailleurs que, dans les cas de syphilis constatés dans la clientèle hospitalière, le silence lui est conseillé par les juristes les plus éminents, à l'autorité desquels il peut se fier.

J'espère avoir suffisamment, en ce chapitre, montré le rôle social de l'obligation du secret médical en matière de syphilis et prouvé que son absolutisme est la condition indispensable de son rôle et de son efficacité dans la prophylaxie publique de la syphilis. Cette considération est capitale pour rassurer les scrupules du médecin et diriger sa conduite dans les cas où l'observation stricte du secret lui paraît compromettre des intérêts respectables ; elle me guidera toujours dans les pages suivantes, lorsque je chercherai quelle attitude le médecin doit prendre et conserver en maintes circonstances délicates de sa vie professionnelle.

CHAPITRE II

DE LA RESPONSABILITÉ CIVILE EN MATIÈRE DE TRANSMISSION DE LA SYPHILIS

La question de la responsabilité en matière de transmission de la syphilis et des maladies vénériennes est, en ce moment, dans divers milieux, l'objet de discussions passionnées; mise à l'ordre du jour à l'occasion d'éluder sur les mesures prophylactiques propres à enrayer l'extension de la syphilis, et ravivée par les polémiques sur la réglementation de la prostitution, elle a été prétexte à éclosion de systèmes variés autant que contradictoires; elle a même, en certains pays comme la Norvège, été déjà tranchée par des lois dont les travaux préparatoires et l'exposé des motifs soumis aux assemblées législatives, sinon le texte, spécifient nettement que la transmission de la syphilis constitue une atteinte à l'intégrité corporelle, passible de l'amende et de l'emprisonnement, en même temps qu'elle peut donner lieu à l'ouverture d'une action en responsabilité civile.

Il n'entre pas dans mes intentions, en écrivant ce chapitre, de dire ce qui pourrait être fait ou ce qui devrait être fait dans ce sens; je veux seulement exposer ce qui se fait en France, quelles sont les solutions données par nos tribunaux aux procès intentés pour fait de transmission de la syphilis.

Pour cette raison, je ne parlerai que de la responsabilité civile et non de la responsabilité pénale.

Je ne sache pas, en effet, que jamais un tribunal français ait prononcé une pénalité quelconque contre une personne convaincue d'avoir transmis la syphilis à une autre.

Il y a bien dans le Code pénal un article (art. 309) qui punit d'un emprisonnement de deux à cinq ans et d'une amende de 16 à 2 000 francs « tout individu qui, volontairement, aura fait des blessures ou porté des coups, ou commis toute autre violence ou voie de fait, s'il est résulté de ces sortes de violences une maladie ou incapacité de travail personnel pendant plus de vingt jours ». De l'avis d'un certain nombre de juristes, cet article pourrait, sans en torturer le texte, être appliqué dans les cas de transmission consciente des maladies vénériennes et, si la victime de cette transmission venait à se plaindre, il se pourrait bien que les tribunaux en fissent usage. Il constitue donc une arme dont la justice peut, à un moment donné, être appelée à se servir ; mais jusqu'à présent, il n'a guère, en matière de transmission de la syphilis, joué d'autre rôle que celui d'épouvantail ; à ce titre il peut encore venir en aide au médecin à bout d'arguments en face d'un syphilitique imprudent et peu consciencieux qu'il veut empêcher de répandre son mal.

Cela dit au sujet de la responsabilité pénale, il me reste à étudier les questions relatives à la responsabilité civile.

La loi civile ne prononce, en aucun de ses articles, le mot syphilis, ne spécifie rien en ce qui concerne sa transmission.

C'est que, en effet, la loi ne peut entrer dans le détail des actes qu'elle a pour but de réprimer ; elle pose seulement des principes généraux qu'il appartient aux tribunaux d'appliquer aux faits particuliers qui leur sont soumis.

En ce qui concerne la transmission de la syphilis, celle-ci tombe sous le coup des articles 1382 à 1384 du Code civil, articles ainsi conçus :

« Tout fait quelconque de l'homme, qui cause à autrui un dommage, oblige celui par la faute duquel il est arrivé, à le réparer. » (Art. 1382.)

« Chacun est responsable du dommage qu'il a causé non seulement par son fait, mais encore par sa négligence ou son imprudence. » (Art. 1383.)

« On est responsable non seulement du dommage que l'on cause par son propre fait, mais encore de celui qui est causé par le fait des personnes dont on doit répondre, ou des choses que l'on a sous sa garde. Le père et la mère, après le décès du mari, sont responsables du dommage causé par leurs enfants mineurs habitant avec eux ; — les maîtres et les commettants, du dommage causé par leurs domestiques et préposés dans les fonctions auxquelles ils les ont employés; — les instituteurs et les artisans, du dommage causé par leurs élèves et apprentis pendant le temps qu'ils sont sous leur surveillance. — La responsabilité ci-dessus a lieu, à moins que les père et mère, instituteurs et artisans, ne prouvent qu'ils n'ont pu empêcher le fait qui donne lieu à la responsabilité. » (Art. 1384.)

Ces articles s'appliquent, sans la moindre discussion possible, à la transmission de la syphilis, comme aux dommages les plus divers : de nombreuses décisions de justice en font foi.

Et ils peuvent s'appliquer, sans aucune exception, à tous les cas de transmission de la syphilis, que celle-ci ait lieu dans les rapports sexuels ou en dehors de ces rapports, qu'elle se fasse de l'homme à la femme ou de la femme à l'homme, de majeur à mineur ou de mineur à majeur, de nourrice à enfant ou d'enfant à nourrice, etc.

Et, cependant, en fait, les décisions de justice se rapportent *presque sans exception* à des cas de transmission de syphilis par des nourrissons hérédo-syphilitiques, ou de transmission de la syphilis par l'intermédiaire d'instruments de travail (1) ; nous verrons bien, plus tard, que la syphilis peut motiver l'intervention de la justice en matière de divorce, mais c'est alors à un autre titre (2) qu'elle intervient, au titre d'injure grave faite à l'époux contaminé.

Le fait est surprenant, au premier abord ; il s'explique facilement si on réfléchit à ce qu'est un procès au civil ; il ne peut être engagé que sur une citation directe, à la requête de la partie lésée; il faut donc que le sujet contaminé — ou son représentant légal s'il est en état de minorité ou d'incapacité légale — assigne le sujet contaminant ou son représentant légal, ce qui revient à dire que le demandeur déclare et offre de prouver qu'il est atteint de syphilis et demande à la iustice de constater qu'il est syphilitique.

---

(1) Dans certaines industries, en particulier dans la fabrication du verre, les ouvriers peuvent être contaminés par l'intermédiaire d'instruments venus au contact des sécrétions virulentes d'un sujet syphilitique.

Des instances en dommages-intérêts peuvent de ce fait s'ouvrir contre les patrons, civilement responsables des dommages causés par leurs ouvriers. Dans un chapitre ultérieur (p. 239), je rapporterai le jugement rendu dans une affaire de ce genre.

(2) Je citerai cependant, dans le chapitre consacré aux rapports de la syphilis et du divorce (p. 162), un jugement qui, dans une instance en divorce, accordait à la femme des dommages-intérêts comme réparation du préjudice que son mari lui avait causé en lui communiquant la syphilis.

Le demandeur risque, si le tribunal lui donne tort, de ne pas obtenir la condamnation de son adversaire et les dommages-intérêts qu'il réclame, mais ce qu'il est sûr de trouver dans le jugement, c'est un certificat authentique de syphilis, agrémenté de considérants appropriés, sans compter que la publicité de pareils débats, autorisée par la loi, assure la divulgation de sa maladie.

Encore faut-il admettre, s'il s'agit de transmission de la syphilis par des rapports sexuels, que le tribunal a retenu la cause, que le demandeur n'a pas été, ainsi que l'en menacent certains juristes, débouté en vertu d'une exception, — c'est-à-dire d'une raison qui empêche la justice d'en connaître —l'exception *ob turpem causam* : l'expression se comprend d'elle-même.

Après ces explications, on comprend facilement qu'il y ait peu de syphilitiques disposés à entreprendre de pareils procès, comme aussi peu d'avocats et d'avoués prêts à les conseiller.

L'homme qui a pris la syphilis d'une prostituée, la femme galante qui l'a reçue d'un client de passage, se garderont bien d'aller mettre la justice dans la confidence de leur mésaventure; s'ils sont peu scrupuleux, le chantage leur rapportera plus que les tribunaux ne leur auraient attribué de dommages-intérêts, et avec moins de risques.

Pour engager un procès de ce genre, il faut n'avoir pas à redouter de faire savoir comment on a pris la syphilis et ne pas craindre que l'opinion publique vous reproche de l'avoir eue.

Ces conditions se rencontrent chez les nourrices, pour lesquelles le mode de contamination n'a rien que d'honorable et d'avouable, dont l'avenir n'est pas compromis par cet aveu, et auxquelles un procès peut, au contraire, procurer une réparation pécuniaire, juste en réalité. Et encore, bien souvent, elles ne saisissent la justice qu'après avoir vu rejeter des demandes amiables plus modérées par les parents responsables de leur contamination.

Bien que se rapportant à un mode particulier de contamination syphilitique, les décisions de justice qui concernent les nourrices infectées par des nourrissons comportent des enseignements généraux qui peuvent guider le médecin dans des cas où la contamination reconnaît une autre cause.

L'instance engagée par une nourrice contaminée peut être dirigée contre les parents de l'enfant, lorsque ceux-ci lui ont confié l'enfant. La responsabilité est ici directe, les parents étant la cause même du dommage éprouvé. Il existe de nombreux jugements et arrêts rendus dans des affaires de ce genre.

Du moment que la nourrice peut faire la preuve qu'elle a reçu la syphilis de l'enfant, et que l'enfant était atteint de manifestations syphilitiques avant de lui être confié ou à l'époque où il lui a été confié, les tribunaux rendent les parents responsables. Parfois, les parents n'ignorent pas la nature de ces manifestations ; ils ne sont donc nullement excusables. C'est là un principe qu'ont bien établi quelques jugements : il est trop évident et trop équitable pour qu'il y ait à le justifier.

Un arrêt de la Cour de Paris du 17 janvier 1884 (1) étend la responsabilité des parents aux cas où ils ignorent la nature syphilitique des accidents présentés par l'enfant, s'ils ont négligé de demander l'avis d'un médecin : l'enfant, dans le cas auquel se rapporte cet

____

(1) *Journal du Palais*, 1886, 1re partie, p. 970.

arrêt, était couvert de lésions cutanées occupant notamment la plante des pieds, les organes génitaux et les hanches ; la mère, le croyant atteint de gourme, l'avait placé en nourrice sans consulter de médecin et ignorait elle-même (elle était veuve) qu'elle pût être atteinte de syphilis ; la Cour a estimé que l'état maladif de l'enfant lui imposait, avant de le confier à une nourrice, le devoir de le faire examiner par un médecin, qu'en le négligeant, elle s'était rendue coupable d'omission, de négligence et d'imprudence qui avaient préparé et facilité la contamination de la nourrice (et ultérieurement celle de son mari et de ses deux enfants).

Les tribunaux ont admis aussi ce principe que le fait, par une personne atteinte de syphilis, de placer un enfant en nourrice peut constituer une faute de nature à engager sa responsabilité vis-à-vis de la nourrice à laquelle l'enfant a communiqué ultérieurement la syphilis, c'est ce qui résulte d'un arrêt de la Cour d'appel de Paris en date du 27 novembre 1896, sur lequel nous aurons à revenir plus loin.

Ils sont plus sévères pour les parents qui, conservant leurs enfants auprès d'eux, les font allaiter par une nourrice à laquelle ils dissimulent la nature des accidents syphilitiques de l'enfant et qu'ils exposent ainsi sous leurs yeux à la contagion.

Un jugement du tribunal civil de la Seine en date du 12 août 1856 (1) constate que le père de l'enfant « a eu tort de ne pas prévenir la nourrice de la maladie dont son enfant était, à sa connaissance, affecté ; que pendant trois mois, il a soumis cette femme à un traitement mercuriel en la trompant sur la nature de la médication qu'elle subissait et qu'il qualifiait de traitement simple-

____

(1) *Gazette des Tribunaux*, 15 et 16 août 1856.

ment dépuratif », déclare que ces circonstances, relevées, à la charge du père de l'enfant, « constituent une faute inexcusable et engagent sa responsabilité » et finalement condamne le père à 5000 francs de dommages-intérêts.

Les enfants assistés, recueillis par les administrations hospitalières, fournissent un fort contingent d'hérédo-syphilitiques ; leurs antécédents sont la plupart du temps inconnus et s'ils ne présentent pas d'accidents apparents au moment où les administrations les reçoivent, ils sont placés chez des nourrices qu'ils contaminent fréquemment. Le grand nombre d'infections survenues dans ces conditions ont amené les administrations hospitalières des grandes villes, en particulier l'administration de l'Assistance publique de Paris à exercer une surveillance longtemps prolongée sur leurs enfants assistés (1), à tenter divers essais d'ali-

(1) J'extrais du dernier compte rendu du Service des enfants assistés de la Seine le relevé des contaminations syphilitiques bservées chez les nourrices de ce service pendant les années 1890 à 1899.

	Visites des médecins inspecteurs.	Nombre des enfants suspects.	Nombre des nourrices contaminées.
Du 2 avril 1890 au 31 déc. 1891.	Hebdomadaires pendant 2 mois.	63	8
Année 1892...	—	67	8
— 1893...	Décadaires pendant 3 mois.	53	3
— 1894...	— —	58	4
— 1895...	— —	52	8
— 1896...	Décadaires pendant 4 mois.	45	9
— 1897...	— —	48	11
— 1898...	— —	52	7
— 1899...	— —	61	10
— 1900...	—	71	

mentation artificielle sur lesquels je n'ai pas à insister ici.

Avant que ces précautions ne fussent mises à exécution et même depuis qu'elles sont en usage, les administrations hospitalières ont eu à supporter de nombreux procès engagés par des nourrices contaminées. Les tribunaux ont généralement tenu compte des conditions particulières dans lesquelles se trouvent les administrations hospitalières, qui ignorent les antécédents héréditaires leurs pupilles ; ils ont rejeté les demandes des nourrices quand les administrations pouvaient établir que l'enfant, au moment de sa remise à la nourrice, ne présentait aucune trace de manifestations syphilitiques, qu'elles s'en étaient assurées en le faisant examiner par un médecin (jugement du tribunal de la Seine (1) du 13 janvier 1874, confirmé par arrêt de la Cour de Paris du 2 février 1876, arrêt de la Cour de Bordeaux (2), en date du 31 juillet 1878, confirmant un jugement du tribunal civil de Bordeaux du 31 janvier 1877 ; arrêt de la Cour de Poitiers, en date du 26 décembre 1892 (3), infirmant un jugement du tribunal civil de Niort du 5 juillet 1892, etc. (4).

(1) *Gazette des Tribunaux*, 5 février 1876.

(2) *Journal du Palais*, 1879, p. 102.

(3) *Journal du Palais*, 1893, 2ᵉ partie, p. 103.

(4) J'emprunte à un jugement du tribunal civil de la Seine, en date du 12 février 1895, les considérants suivants qui sont très explicites et du plus haut intérêt : « Attendu que l'accident, si fâcheux et si préjudiciable qu'il soit pour les époux M..., ne peut toutefois donner ouverture à une action en dommages-intérêts contre l'administration de l'Assistance publique que si le demandeur fait la preuve d'une faute commise par cette administration, soit qu'elle ait négligé de prescrire les mesures nécessaires pour prévenir les contagions par allaitement, soit que ses agents aient fait preuve de négligence dans l'exécution des règlements et qu'ils aient manqué au devoir de surveillance et de contrôle qui leur incombe ;

« Qu'il appartient donc au tribunal de rechercher si, dans l'espèce,

Au contraire, ils ont condamné les administrations
hospitalières à des dommages-intérêts vis-à-vis des

l'Assistance publique de Paris a commis une des fautes, imprudences
ou négligences qui seraient de nature à engager sa responsabilité ;

« Attendu qu'il est constant en fait que l'administration de l'Assistance publique de Paris s'est efforcée, par une série de dispositions réglementaires, de préserver de la contamination syphilitique
les nourrices auxquelles elle confie ses enfants assistés ; qu'aux
termes des instructions qu'elle donne à ses agents, chacun des
enfants placés en nourrice doit être examiné au départ par le
médecin de l'hospice des Enfants-Assistés ; que ce médecin doit
inscrire sur le livret de l'enfant la mention qu'il n'existe aucune
trace d'une affection d'une nature contagieuse ; que, dans les cas
suspects, les enfants sont placés en observation dans un asile
spécial, créé à cet effet ;

« Que les enfants envoyés en nourrice sont, aussitôt après leur
arrivée au lieu de placement, examinés de nouveau par un médecin
chargé de les contre-visiter et de constater leur état par écrit ;
qu'enfin, à partir de ce moment, un autre médecin inspecteur vient
les visiter au moins une fois par mois, et en cas de maladie, aussi
souvent qu'il est nécessaire ;

« Attendu, en outre, que, lorsque l'enfant assisté est né dans
l'un des hôpitaux du département de la Seine, le directeur de
l'hôpital est tenu de signaler au Service des enfants assistés les
traces de maladie syphilitique qui auraient été observées soit sur
la mère soit sur l'enfant ;

« Attendu qu'en organisant ce système de vérifications minutieuses et répétées, l'Assistance publique a pris toutes les mesures
réglementaires qu'on peut raisonnablement exiger d'elle, pour la
préservation des nourrices qu'elle emploie ; que sa responsabilité
ne saurait être engagée que si ses agents ou médecins ne se sont
point exactement conformés aux instructions administratives et s'ils
ont commis personnellement des négligences ou des actes d'impéritie. »

Le jugement constate que les diverses mesures prescrites par
les règlements ont été exécutées, puis continue ainsi : « Attendu
qu'il est établi que l'allaitement a été interrompu aussitôt que le
Dr P... a diagnostiqué la maladie de l'enfant ; que, d'autre part,
les visites de ce médecin n'ont été séparées que par de très courts
intervalles, qu'il n'existe aucun motif de douter de son zèle, de sa
compétence professionnelle, ni du soin avec lequel il a surveillé

nourrices, lorsque l'enfant n'a pas été l'objet, avant sa remise à la nourrice, d'un examen sérieux et approfondi,

l'apparition des premiers accidents », et les considérants se terminent par celui-ci : « Attendu que, de tous les faits et documents de la cause, il ne ressort pas qu'une faute quelconque puisse être imputée à l'administration de l'Assistance publique ou à ses agents, que, si la situation de la femme M... est au plus haut point digne d'intérêt et de pitié, le demandeur n'en est pas moins mal fondé à demander la réparation d'un dommage causé par un accident purement fortuit, que, dans les circonstances de la cause, l'administration défenderesse ne pouvait ni empêcher ni prévoir. »

Par contre, un jugement du tribunal de la Seine en date du 21 janvier 1889, confirmé par adoption des motifs par arrêt de la Cour d'appel de Paris à la date du 23 avril 1900, contient les considérants suivants : « Attendu que celle-ci (la nourrice) fait avec l'Assistance publique un marché à l'occasion duquel doivent être respectées toutes les règles essentielles à la validité des contrats, et notamment la bonne foi qui ne permet pas que l'une des parties soit tenue dans l'ignorance d'un risque inhérent, non à la nature de l'engagement qu'elle va prendre mais au cas qui se présente ;

« Qu'au surplus les règles de la délicatesse professionnelle aussi bien que celles des contrats interdisent au médecin d'exposer, sous aucun prétexte, une personne saine au danger, même hypothétique, d'une contagion, sans l'avoir préalablement avertie et mise en demeure d'accepter ou de refuser le risque à courir ;

« Attendu qu'il résulte des termes précités du rapport des experts que les symptômes constatés par le médecin de l'Assistance publique suffisaient, par leur réunion sur un seul sujet, même en dehors de manifestations plus authentiques, pour faire craindre l'existence de la syphilis ;

« Attendu que, néanmoins, ce médecin a remis à la femme F... un livret portant que l'enfant confié à cette femme pour l'allaiter était bien portant ; qu'il n'est pas allégué que celle-ci ait reçu, en dehors du livret, aucun avis sur les dangers que cet allaitement pouvait présenter pour elle, ni aucune instruction particulière sur les précautions à prendre et sur les symptômes ultérieurs à surveiller ;

« Qu'il y a eu imprudence à exposer cette nourrice dans de semblables conditions à la contagion qui pouvait lui être communiquée par un enfant suspect ; que, cette contagion s'étant produite, l'Assistance publique doit être déclarée responsable du dommage causé par la faute de ses agents. »

et surtout lorsqu'il présentait à ce moment quelque
manifestation de nature à faire naître des inquiétudes.
Ainsi, un jugement du tribunal civil de la Seine, en date
du 1ᵉʳ avril 1892, confirmé par arrêt de la Cour de
Paris (1) du 24 février 1893 a condamné l'administration
de l'Assistance publique de Paris qui ne justifiait pas que
« avant d'être confié à la nourrice l'enfant ait fait l'objet
d'un examen sérieux et approfondi ». Le jugement ajoute
que « un tel soin s'imposait avec d'autant plus de
rigueur à cette administration qu'il s'agissait d'un
enfant abandonné dont l'origine était inconnue et qui
devait dès lors être considéré comme suspect » et que
les phénomènes observés chez l'enfant dès les premiers
jours qui suivirent son placement étant de nature à faire
naître des inquiétudes et des soupçons, « il appartenait
à l'administration de prendre dès ce moment les
mesures nécessaires pour sauvegarder la nourrice du
danger même hypothétique d'une contagion, ou le soin
de l'avertir du risque que cet allaitement pouvait présenter pour elle ; que toutes les mesures prescrites par
la prudence pour empêcher la contagion n'ont donc
point été prises, et que, cette contagion s'étant produite,
la responsabilité de l'Assistance publique se trouve
engagée. »

La nourrice, victime d'une contamination syphilitique, peut attaquer en responsabilité civile non seulement les parents de l'enfant ou les autorités qui ont la
tutelle de celui-ci, mais encore les personnes qui ont
coopéré au placement et ont servi d'intermédiaires dans
celui-ci. Un jugement du tribunal civil de Lyon, en
date du 8 juillet 1852, confirmé par arrêt de la Cour de

____

(1) *Journal du Palais*, 1893, 2ᵉ partie, p. 72.

Lyon (1) le 14 janvier 1853, condamne à des dommages-intérêts envers la nourrice la directrice d'un bureau de nourrices par l'intermédiaire de laquelle a été placé un enfant syphilitique : le jugement ne relève pas de circonstances particulières et se base uniquement sur la matérialité des faits.

La nourrice peut même attaquer le médecin qui, ayant constaté la syphilis chez l'enfant, ne lui a pas fait connaître l'existence de cette maladie et ne l'a pas prémunie contre les dangers de la contagion.

Un arrêt de la Cour de Dijon (2), en date du 14 mai 1868, a posé en principe que, « en dehors de ces questions professionnelles, exclusivement réservées par leur nature aux doutes et aux controverses de la science, le médecin est, comme tout citoyen, responsable du dommage causé par son imprudence, sa légèreté ou son impéritie notoire, en un mot par sa faute personnelle ; qu'ainsi le médecin qui, sciemment, laisse ignorer à une nourrice les dangers auxquels l'expose l'allaitement d'un enfant atteint de la syphilis congénitale, peut être déclaré responsable du préjudice causé par sa réticence ; qu'il ne saurait prétendre qu'appelé à donner ses soins à l'enfant seul, il n'avait pas à se préoccuper du danger que peut courir la nourrice ; qu'un pareil système, qui blesse les lois de la morale, ne peut être invoqué contre une nourrice, à laquelle sa situation même impose une confiance nécessaire dans le médecin choisi par la famille de l'enfant. » La Cour, d'ailleurs, considérant, en l'espèce, qu'il n'est pas certain, que, à la date où le médecin reconnut la syphilis, la nourrice aurait pu échapper à la contagion alors même qu'avertie

(1) DALLOZ, 1854, 2ᵉ partie, p. 93.
(2) DALLOZ, 1869, 2ᵉ partie, p. 195.

du danger par le médecin, elle aurait aussitôt cessé l'allaitement, n'admet pas comme démontré que la « réticence regrettable » du médecin ait causé un préjudice à la nourrice et déboute celle-ci.

Cet arrêt a été rendu à une époque où la jurisprudence était, en ce qui concerne l'observation du secret professionnel, quelque peu différente de ce qu'elle est aujourd'hui. Il viole évidemment le principe du secret médical et, à ce titre, il a été l'occasion de discussions nombreuses. Le principe qu'il émet n'en reste pas moins vrai, toute autre question mise à part. Et de ce principe, il résulte que, dans les cas où le médecin ne se trouve pas couvert par l'obligation de respecter le secret professionnel, il est juridiquement astreint à faire connaître à une nourrice que son nourrisson est atteint de syphilis et que, faute de le faire, il engage sa responsabilité.

Un arrêt de la Cour d'appel de Paris, en date du 16 mars 1896, établit que, lorsque le nourrisson atteint de la syphilis a communiqué la maladie à sa nourrice, on ne saurait imputer à faute au médecin d'avoir laissé continuer l'allaitement de l'enfant, et que, lorsque postérieurement la nourrice a communiqué le mal à son propre enfant, le médecin ne saurait être déclaré responsable, si, dès qu'il a diagnostiqué le mal, il a fixé la nourrice sur la nature et la gravité de la maladie dont elle était atteinte.

Dans les instances en responsabilité pour tranmission de syphilis, le demandeur doit prouver : 1° qu'il a la syphilis ; 2° que celui qu'il accuse de lui avoir communiqué la syphilis en est atteint ; 3° que sa syphilis a pour origine celle de ce dernier.

Les tribunaux ne peuvent se prononcer si cette triple preuve n'est pas faite ou si un des termes est contesté, avec arguments à l'appui, par le défendeur.

Des constatations médicales ou des témoignages oraux ou écrits, tels que la production d'ordonnances concernant les intéressés, des aveux plus . ou moins formels peuvent servir à établir les deux premiers points. Le troisième point, la subordination de la syphilis du demandeur à celle du défendeur est plus délicate à établir.

La chronologie respective des deux syphilis est d'importance capitale pour cette démonstration ; il est souvent possible de l'établir par l'évolution des accidents chez les deux sujets en cause ; la constatation à une date donnée chez l'un ou l'autre d'entre eux d'accidents qui font époque dans le cours de la syphilis, dont le début est enfermé dans les limites de temps précises, ou qui, au contraire, ne peuvent se produire qu'au bout d'un minimum de temps, est un des meilleurs critériums à invoquer pour cette démonstration ; grâce à cette constatation, on peut arriver à fixer la date à partir de laquelle la syphilis du demandeur a pu se développer, et, si la syphilis du défendeur est fixée par témoignage à une date antérieure, il y a déjà présomption en faveur du demandeur. Dans les cas de transmission de la syphilis du nourrisson à la nourrice, les experts et, après eux, les tribunaux, ont un élément d'appréciation de la plus haute importance, c'est la constatation chez l'enfant supposé contaminateur de manifestations propres à la syphilis héréditaire : le coryza, qui est un des meilleurs signes de l'hérédité syphilitique, est en même temps l'un des plus apparents et sa constatation par un médecin, voire même son existence établie par le témoignage d'une personne étrangère à l'art médical, peut jouer dans un procès en responsabitité civile un rôle capital; inversement, l'existence dûment établie d'un chancre syphilitique ou, bien qu'avec moins de certitude, celle d'une roséole prouve que l'enfant a été contaminé après sa naissance et peut servir à faire rejeter la demande d'une nourrice.

La succession chronologique des deux syphilis est déjà un commencement de preuve; bien plus importante est la constatation sur la personne du demandeur d'un accident primitif, d'un chancre qui, par son siège et la date de son apparition, corresponde exactement au siège et à la date — en tenant compte de la durée d'incubation du chancre — d'accidents contagieux démontrés chez le défendeur, ou au siège et à l'époque où le demandeur s'est trouvé en contact avec le défendeur reconnu syphilitique : l'existence d'un ou de plusieurs chancres mammaires apparus chez une nourrice moins de cinquante jours après qu'elle a cessé de donner le sein à un enfant hérédo-syphilitique et plus de dix jours après qu'elle a commencé à le lui donner, a une importance de premier ordre pour justifier le bien-fondé de sa demande.

Il est des cas où la contamination par la nourrice de son mari ou de ses enfants, postérieurement à l'époque où elle allaitait son nourrisson, peut, en démontrant qu'elle n'avait pu être infectée par son mari ou qu'elle n'était pas syphilitique avant la naissance de son dernier enfant, constituer un argument capital et contribuer à établir, à une époque plus tardive de sa syphilis, qu'elle l'a prise de son nourrisson.

Je ne puis insister longuement sur les modes divers

de démonstration de l'existence de la syphilis chez un
sujet et de corrélation entre cette syphilis et celle du
sujet supposé contaminateur. J'ai voulu, seulement,
montrer une fois de plus combien serrée doit être la
démonstration des faits que le sujet contaminé, en se
déclarant lésé, demande à la justice de reconnaître et
d'apprécier.

Même en apportant la preuve que l'enfant qu'elle a
nourri lui a transmis la syphilis, une femme n'est pas
sûre d'obtenir de ses parents ou de ses représentants
légaux une indemnité, si elle ne prouve pas que ceux-ci
ont commis une imprudence en le lui confiant : nous
avons vu plus haut que, s'il s'agit d'un enfant assisté,
l'administration hospitalière qui a la charge de l'enfant
et en a opéré le placement, n'est considérée comme
ayant commis une faute engageant sa responsabilité
que si elle a négligé de faire examiner l'enfant par un
médecin avant de le confier à la nourrice et de s'assurer
qu'il ne présentait aucun symptôme de maladie contagieuse.

Bien plus, cette restriction a été appliquée à des cas
où il ne s'agit plus d'un enfant assisté placé par une
administration qui ne connaît pas les parents de cet
enfant et ignore ses antécédents héréditaires, mais où
le placement a été fait par les parents eux-mêmes.

Dans une même affaire (1), deux juridictions successives (Tribunal civil de la Seine, 9 novembre 1893;
Cour d'appel de Paris, 27 novembre 1896) ont débouté
une nourrice d'une demande en dommages-intérêts
dans les conditions suivantes : l'enfant, au moment de

____

(1) *Journal du Palais*, 1898, 2ᵉ partie, p. 158.

son placement, ne présentait aucune manifestation syphilitique, et n'en fut atteint que quelques semaines plus tard; il contamina la nourrice, ainsi que le reconnaît l'arrêt de la Cour; mais les parents produisirent devant le tribunal un certificat médical constatant qu'ils s'étaient fait visiter récemment et que ni l'un ni l'autre ne présentait aucune trace de syphilis, et, à son tour, l'expert nommé par la Cour ne put constater l'existence de manifestations syphilitiques sur les parents de l'enfant. La nourrice se trouvait donc dans l'impossibilité de prouver qui, du père ou de la mère, avait transmis la syphilis à l'enfant; la Cour, constatant que la nourrice ne pouvait établir, à la charge de l'un des défendeurs, une faute personnelle, la débouta de sa demande, comme l'avait déjà fait le tribunal.

Un arrêt de la Cour de Paris (1) rendu le 10 avril 1877, avait, dans une affaire analogue, conclu en sens opposé. Malgré les assertions des parents de l'enfant contaminateur, dont la moralité —constate l'arrêt— protestait contre une infection syphilitique, la Cour partait de ce fait que les experts avaient constaté l'existence de la syphilis héréditaire chez l'enfant, d'une syphilis acquise avec chancre mammaire chez la nourrice et des accidents syphilitiques chez la mère. Elle déclarait qu' « il n'est pas nécessaire de rechercher comment la syphilis est entrée dans la famille et si elle y avait causé d'autres désastres, pour être fixé sur le point capital du procès, la communication du mal par l'enfant à sa nourrice, fait désormais constant; que les époux sont tous deux responsables, vis-à-vis de la nourrice, du préjudice par elle éprouvé tant dans le passé que dans l'avenir ».

(1) Reproduit *in* FOURNIER, *Nourrices et nourrissons syphilitiques*, p. 89.

Dans une affaire plus récente, le tribunal de Saint-Étienne (17 novembre 1899) avait émis des attendus comparables à ceux de l'arrêt de la Cour de Paris de 1896, entre autres celui-ci : « Attendu que l'examen des médecins experts n'a pas permis de retrouver sur les époux M... (les parents de l'enfant contaminateur) des traces anciennes ou récentes de maladies syphilitiques », et avait débouté la nourrice. Sur appel, la Cour de Lyon, par arrêt du 15 juin 1901, infirma le jugement, en se basant sur ce que la transmission de la syphilis à la nourrice par le nourrisson ne pouvait faire de doutes, non plus que le caractère héréditaire ou congénital de la syphilis de l'enfant, et décidait que les parents avaient été justement appelés à répondre de la contamination reçue de l'enfant par sa nourrice. En fait, dans ce cas, l'enfant avait présenté des accidents syphilitiques dès sa mise en nourrice, et la Cour reprochait aux parents de n'avoir pas pris les mesures que commandait la situation. L'espèce n'est donc pas absolument comparable à celle qui avait été soumise à la Cour de Paris (1).

(1) En raison de l'intérêt de l'arrêt de la Cour de Lyon, j'en reproduis les principaux attendus.

Après avoir établi l'origine congénitale de la syphilis de l'enfant, l'arrêt continue ainsi :

« Attendu que, dans ces conditions d'origine présumée connue au moins de l'un des deux époux, l'état physique de l'enfant M... présentait le cas le plus digne de solliciter et d'éveiller l'attention de ses parents, encore que le nouveau-né, d'après les experts qui n'ont pas vu le sujet, parût bien portant et pesât son poids normal ;

« Attendu que l'enfant était à peine sorti de la maison paternelle, le 21 mai 1897, que sa santé donnait aussitôt des inquiétudes à la femme D... et que, dans un laps de temps très restreint et très rapproché de sa mise en nourrice, trois médecins constataient successivement sur son corps les phénomènes caractéristiques de la syphilis, maladie dont il est mort âgé d'un mois environ ;

« Attendu qu'il est inadmissible en l'espèce, que les époux M... ne

La comparaison des quatre dernières décisions de justice dont nous venons de rapporter les considérants les plus importants, montre — et ce sera la conclusion de ce chapitre — que le résultat d'une instance en responsabilité civile à l'occasion d'un cas de transmission de syphilis est toujours quelque peu aléatoire. Trop d'éléments divers, résultant des circonstances de la cause, interviennent pour dicter la décision des magistrats et, de ces circonstances, il en est qui sont totalement ignorées du demandeur au moment où il engage l'instance : telle est par exemple l'existence ou l'absence de lésions syphilitiques chez le défendeur. Or cette circonstance est capitale en certains cas; c'est la constatation de ces accidents chez la mère du nourrisson qui a

se soient pas aperçus, au moment où ils l'éloignaient de leur maison, d'un trouble quelconque dans la santé ou la constitution de leur enfant, et qu'ils ne se soient pas préoccupés des éventualités à craindre ;

« Attendu que cette préoccupation était d'autant plus naturelle que les experts ont constaté sur la femme M... des marques d'adénopathie cervicale et inguinale, affection des glandes, d'origine suspecte, qui ne pouvait être ignorée du mari, et que cette particularité était de nature à mettre M... en garde au sujet de leur enfant ;

« Attendu qu'il était de leur devoir et qu'il leur était facile, vu leur situation de fortune, de se rendre compte, dès les premiers jours, de la santé de cet enfant placé près de Saint-Étienne, et qu'instruits promptement des graves symptômes qui s'étaient si rapidement révélés, ils auraient pu le reprendre avant qu'il eût contaminé sa nourrice ;

« Attendu qu'à raison de ces diverses circonstances, il leur incombait de garder l'enfant, tout au moins de l'observer sans relâche et de le retirer à temps, et qu'ils ne sauraient exciper d'un cas fortuit ou de force majeure échappant à toute prévoyance ;

« Attendu que l'esprit de la loi et la nature même des choses attachent à cette prévoyance des parents un sens étroit et rigoureux qui permet aux juges de leur imputer à faute le moindre défaut de prudence ou de vigilance. » (*Le Droit*, 20 novembre 1901.)

permis à la Cour de Paris d'attribuer des dommages-intérêts à une nourrice par son arrêt de 1877, tandis que l'impossibilité de constater aucune trace de syphilis chez les défendeurs est l'argument capital sur laquelle se base son arrêt de 1896 pour rejeter la demande de dommages-intérêts. L'issue de ces procès est donc souvent trop douteuse pour que le médecin ne doive pas, en maintes circonstances, détourner de les entreprendre ceux qui se confient à ses soins, pour que, surtout, il ne doive presque jamais les y inciter. D'autre part, ils réservent à ceux contre lesquels ils sont dirigés assez de déboires de tous genres, aboutissent assez souvent à des condamnations et à des condamnations pécuniaires sérieuses (1) pour que ces condamnations soient d'un exemple salutaire ; le médecin pourra donc parfois, en telles circonstances de la pratique, les citer utilement à ses clients et leur montrer quels risques ils courent en risquant, par eux ou par leurs enfants, de transmettre la syphilis.

(1) Le taux des indemnités accordées aux nourrices sur lieux, contaminées par leurs nourrissons, varie suivant la gravité du préjudice éprouvé par elles, suivant aussi la gravité des imprudences relevées contre les parents du nourrisson, de 1 000 à 7 000 francs et parfois les tribunaux y ajoutent l'obligation de payer à la nourrice une rente viagère qui peut s'élever jusqu'à 500 francs par an.

CHAPITRE III

FAUT-IL FAIRE CONNAITRE A UN SYPHILITIQUE QU'IL EST ATTEINT DE SYPHILIS?

Le médecin qui vient de constater l'existence de la syphilis chez un malade doit-il lui faire connaître la maladie dont il est atteint?

A cette question, qu'à dessein je pose en termes très généraux, il semble au premier abord qu'on doive répondre par l'affirmative : la prescription du traitement antisyphilitique, dont les modes et les agents sont à eux seuls des indices révélateurs pour la généralité, les précautions que la prudence la plus élémentaire obligent à prescrire au malade pour éviter la contagion autour de lui, ne peuvent, en apparence au moins, se justifier que si le patient a conscience des dangers qu'il court et qu'il fait courir.

Et cependant, dans la pratique, il est telle et telle circonstances dans lesquelles le devoir strict du médecin est de ne pas révéler l'existence de la syphilis ou d'en différer la révélation.

Tout d'abord, il doit éviter de faire connaître ou soupçonner un pareil diagnostic à une femme mariée, à moins que l'introduction de la syphilis dans le ménage ne provienne de son fait : au chapitre de « la syphilis dans le mariage », cette question sera étudiée avec toutes les déductions qu'elle comporte.

Il convient donc, en présence d'une femme soupçonnée syphilitique, de procéder à son examen avec
prudence et ménagements, de redoubler de sagacité
lorsque le diagnostic est établi, de ne le lui faire connaître
que s'il paraît certain qu'elle n'est ni mariée ni dans
une de ces situations qui méritent autant de ménagements que le mariage ou si, étant mariée, elle a
contracté la syphilis dans des relations extra-conjugales. Et encore, dans cette dernière hypothèse, faut-il,
avant d'énoncer catégoriquement le diagnostic, que le
mode de transmission de la syphilis ait été précisé très
exactement, que l'existence en ait été constatée chez
celui qui est accusé de l'avoir transmise, faut-il se
méfier des ruses féminines qui, pour arracher au
médecin un mot redouté ou espéré, entassent savam-
ment mensonges sur roueries.

Autant il convient, en face d'une femme honnête,
d'être réservé sur le diagnostic de la syphilis et même
sur les questions qui peuvent montrer ou faire croire
qu'elle est soupçonnée, autant il est nécessaire de faire
connaître sans ambages et sans restrictions la situation
et toute la situation aux femmes qui se livrent au com-
merce de l'amour, quelle que soit leur place dans l'échelle
sociale et leur valeur marchande. Certes, surtout lorsqu'il s'agit de prostituées de bas étage, le diagnostic
sera plus d'une fois accueilli avec une indifférence profonde et les recommandations qui en suivront l'énoncé
ne modifieront pas leur genre de vie et n'empêcheront
pas ces inconscientes dépravées de propager la syphilis ; le médecin ne peut cependant se dispenser de faire
connaître le danger : son silence le rendrait complice
de sa cliente d'occasion.

Avec les malades de cette dernière catégorie, le

diagnostic sera mieux compris, les précautions auront peut-être plus de chances d'être observées que l'énoncé en sera plus simple et plus net; leur intelligence est trop rudimentaire pour que des ménagements soient nécessaires : il n'y a pas à craindre de commotion morale vive, on peut donc, sans inconvénients, leur faire connaître d'emblée la nature de leur maladie.

Chez les femmes plus intelligentes, dont le système nerveux peut être impressionnable, qu'une émotion violente peut toucher vivement, il faut procéder avec quelque ménagement, étudier leur état moral avant de leur faire connaître positivement la maladie dont elles sont atteintes : pour certaines, en effet, la syphilis peut si brusquement modifier les conditions d'existence, que la simple appréhension de son existence provoque des troubles nerveux graves. Je dirai plus loin les précautions et les ménagements nécessaires lorsque je parlerai de l'énoncé du diagnostic de la syphilis chez l'homme.

Chez l'homme, les raisons pour lesquelles on doit dissimuler le diagnostic de la syphilis ou tarder à le faire connaître sont différentes.

Pour trouver l'analogue de la situation de la femme mariée à laquelle on doit laisser ignorer qu'elle est syphilitique, il faut que se réunissent toute une série de conditions dont la coïncidence est bien invraisemblable : syphilis d'origine extra-conjugale chez la femme, contamination du mari, ignorance complète par celui-ci de tout ce qui concerne les maladies vénériennes et leur traitement; bien que j'aie vu une fois au moins un mari remplissant toutes ces conditions, je ne crois pas qu'une telle situation puisse jamais devenir une cause d'embarras pour un médecin; l'inconscience (pour employer une expression honnête) du principal intéressé permet au médecin de se tirer facilement des difficultés qui pourraient être considérables dans d'autres circonstances, ou plutôt supprime toutes ces difficultés.

Sans que l' « inconscience » du mari soit poussée à ce point, il est cependant des cas où il y a avantage à ce qu'un mari ignore, temporairement du moins, qu'il est atteint de syphilis, c'est lorsqu'il a été infecté par sa femme contaminée elle-même, par une voie extra-génitale, par exemple en donnant accidentellement le sein à un enfant hérédo-syphilitique.

Le premier mouvement d'un mari apprenant qu'il a reçu la syphilis de sa femme, est d'accuser sa femme de l'avoir trompé; il y a donc, dans les cas auxquels je fais allusion, réel intérêt à pouvoir, en même temps qu'on le met au fait de sa maladie, lui en exposer la genèse; pour cela, il est nécessaire que la femme ait été entendue et examinée et que les antécédents aient été soigneusement relevés.

Il convient d'ailleurs d'ajouter que, même dans les cas où il ne peut être question de contamination extra-génitale, et alors que la femme l'aurait prise dans des aventures extra-conjugales, le devoir du médecin est encore d'insister sur la possibilité, la facilité de la contagion extragénitale de la syphilis.

Pour ces motifs, le médecin, consulté par un homme marié pour des accidents syphilitiques qui ne peuvent être expliqués par l'aveu d'une contamination extra-conjugale ou par une infection extra-génitale, agira prudemment, sinon en différant le prononcé de son diagnostic, tout au moins en l'entourant de quel-

ques précautions oratoires, qui puissent plus tard
servir à trouver un terrain d'excuse pour la femme ou
de conciliation.

Les motifs qui, dans un nombre de cas plus considérables qu'on ne saurait le croire au premier abord,
obligent à dissimuler, temporairement du moins, le
diagnostic de la syphilis à un homme qui en est atteint,
sont surtout d'ordre psychique.

Il s'en faut, en effet, de beaucoup que tous les
malades accueillent avec la même tranquillité d'esprit
la nouvelle qu'ils sont syphilitiques.

Chez certains sujets de la clientèle hospitalière, qui
sont habitués à entendre parler couramment et à mots
non couverts de la syphilis et qui, d'ailleurs, la confon-
dent généralement avec la blennorragie, le nom de
syphilis produit à peine d'impression, et plus d'un, qui
a été vivement ému en apprenant qu'il a la gale, reste
indifférent lorsqu'on lui annonce qu'il a, par surcroît,
la syphilis.

Il en va, en général, tout autrement, en ville surtout,
mais même à l'hôpital : les médicastres qui s'annon-
cent dans les édicules des voies publiques connaissent
bien cette terreur de la syphilis et en profitent pour
la diagnostiquer chez tous ceux qui s'aventurent dans
leurs arrière-boutiques et pour les gorger de remèdes
coûteux.

Il n'est pas sans intérêt d'insister ici sur l'état moral
du malade qui vient consulter pour un accident syphilitique.

Des facteurs nombreux le commandent. Le médecin
doit en tenir compte, et, par conséquent, il a dû chercher à les démêler dans le cours de son examen, pour

pouvoir répondre au mieux des intérêts de son client lorsque celui-ci, passant du rôle d'inculpé à celui d'inquisiteur, lui demande : « Eh bien ! docteur, ai-je la syphilis ? »

Le jeunesse est insouciante et mal instruite des choses de la syphilis. Le collégien d'hier, qui a pris la vérole le lendemain de son baccalauréat avec une fille de brasserie, sait bien, de quelques camarades plus âgés, qu'il y a des « maladies de femmes », mais lorsqu'il voit quelque trois semaines après son premier coït apparaître un bouton sur la verge, il ne peut croire que ce bouton soit le résultat de son unique frasque, moins encore qu'il soit le prélude d'une maladie grave. S'il consulte un médecin pour ce bouton ou pour une quelconque des manifestations secondaires, le mot de « syphilis » n'aura pas pour lui grande signification, et ne lui causera qu'une médiocre émotion ; sa seule crainte sera que sa famille n'apprenne et son incartade et sa maladie (Voy. le chapitre « Les jeunes gens syphilitiques », p. 67). A celui-là, il faudra non seulement dire très franchement qu'il a la syphilis, mais encore lui expliquer très nettement ce qu'est la syphilis, et ne pas craindre de lui en montrer toutes les conséquences ; il ne croira d'ailleurs qu'une faible partie de ce que le médecin lui dira, mais aura d'autant plus de chances de le croire que les explications lui auront été données nettement et sans exagération (Voy. encore sur ce point le chapitre ci-dessus indiqué).

En avançant en âge, l'homme s'instruit des maladies vénériennes ; les confidences de ses amis, les conversations avec les médecins qu'il connaît ou rencontre, les exemples qu'il a devant les yeux, lui inculquent quelques notions de la syphilis. Et, le jour où il en est atteint, il arrive souvent qu'il est au fait non seulement de ce qu'il a dû prendre, mais encore de ce dont il est menacé.

Cette science est, au reste, des plus variables, d'exactitude très souvent contestable. Les lectures par lesquelles elle se complète au dernier moment sont loin d'être puisées aux meilleures sources, et, devant la crainte de l'immédiat diagnostic, le patient les interprète de très différentes façons.

Pendant l'interrogatoire et l'examen, des réflexions, une réponse précipitée à une question incomplètement formulée, d'autres fois des réticences mal dissimulées à propos de la question la plus significative, souvent un mouvement de physionomie à peine esquissé permettent le plus souvent au médecin de juger de ce que son client sait, ignore ou redoute. Ce sont là autant d'indices qu'il doit noter pour être en mesure, à la fin de l'examen, de compléter les connaissances pathologiques de ce client, pour pouvoir redresser ses erreurs, calmer ses craintes excessives ou modérer un optimisme dangereux pour l'avenir.

A l'homme ignorant de la gravité de la syphilis, de ses conséquences immédiates ou éloignées, il y a tout avantage à dire nettement et sans hésitation le diagnostic, dont il faut compléter l'énoncé par celui de notions sommaires sur la pathologie, le pronostic et le traitement de la syphilis, quitte à modifier cet exposé suivant l'impression qu'en éprouve le patient au fur et à mesure qu'on lui en déroule le long et triste fil.

Le client qui a vécu avec des syphilitiques, qui a fréquenté en milieux médicaux, celui surtout qui a eu la triste fortune de lire les romans où il est question de syphilis et de syphilitiques (1), ou encore des livres de pathologie vénérienne, est d'un maniement plus difficile. Avec lui, le médecin doit user, de diplomatie parfois, de doigté toujours ; avant de parler, d'émettre son opinion diagnostique, il doit s'être rendu compte de la profondeur et de l'exactitude des connaissances de son interlocuteur en syphiligraphie, il doit s'être rendu compte surtout de son état cérébral et de son état moral actuel : une erreur d'interprétation sur ces divers points, une parole imprudente peuvent avoir, sur la santé morale et physique du patient, sur son existence même, les conséquences les plus graves.

Il est, à la vérité, des hommes de très réelle, parfois même de très haute intelligence, qui, ayant pris la syphilis à une source ou à une autre, suspecte ou non, et soupçonnant son existence, se remémorent ce que des conversations antérieures leur ont appris sur les maladies vénériennes, et cherchent par des lectures faites avec discernement et intelligence, à se documenter avant d'aborder un médecin : froidement, ils ont étudié leur propre cas, froidement, ils l'ont raisonné et ont

(1) Les romans qui, dans ces dernières années, ont été consacrés à la peinture, généralement exacte d'ailleurs, de la syphilis et de ses tristes conséquences sur le système nerveux et sur la descendance, ont été inspirés par une idée très louable, celle de montrer les dangers de l'infection syphilitique, de faire l'éducation publique sur ce sujet si mal connu des masses et même des classes intelligentes, de contribuer ainsi à la prophylaxie publique de la syphilis. Je ne sais si ce but a été atteint, j'ignore combien de syphilis cette littérature a empêché d'éclore; mais je sais combien ont été déplorables ses effets sur le moral des sujets qui, ayant lu ces livres, ont dans la suite contracté la syphilis ou se sont rappelés qu'ils l'avaient eue : plus encore que la lecture déjà si malsaine des livres de médecine, ces romans ont provoqué l'éclosion de phénomènes nerveux, parfois très graves, de crises de neurasthénie, et ont été l'occasion du suicide de nombreux syphilitiques.

pesé toutes les conséquences de la maladie qu'ils soupçonnaient, et envisagé aussi l'importance d'un traitement régulièrement et longuement suivi. Avec des clients de cette trempe, il ne faut pas hésiter : du moment où le diagnostic de syphilis est sûrement établi, il faut, pour conserver leur confiance, le leur faire connaître et répondre en toute franchise, sans dissimulation comme sans exagération, aux questions accessoires qu'ils ne manqueront pas de poser pour compléter leur éducation en matière de syphilis et éclairer les points restés douteux pour eux.

Mais les clients de ce genre sont et seront toujours rares. Il faut se garder de prendre pour tels nombre d'hommes, non dépourvus d'intelligence, mais d'esprit moins pondéré — quoique ce soit souvent dans cette catégorie que rentrent les hommes adonnés aux sciences exactes — qui, craignant d'avoir pris la syphilis et ayant pour cela des raisons plus ou moins valables, ont dévoré tous les livres, bons ou mauvais, traitant de la syphilis qu'ils ont pu se procurer, en ont retenu des notions d'exactitude douteuse, se sont fait sur la contagion, sur la symptomatologie, en particulier sur les manifestations nerveuses, sur le pronostic, les effets du traitement, la fatalité et la pérennité des conséquences héréditaires, des idées erronées. A ces malades encore, il faut, dès le diagnostic assuré, le faire connaître très précisément, mais il faut aussitôt corriger l'impression qu'il produit par des explications précises sur la nature vraie de la syphilis, ses réelles conséquences au point de vue de l'avenir et de la race, enfin et surtout sur les résultats vrais de son traitement et les conditions de ce traitement ; et, de plus, il faut s'attendre à des interrogations sans fin, entremêlées de raisonnements d'apparence mathématique, dans lesquels il est parfois difficile au médecin de garder le dernier mot.

Plus dangereuse encore serait l'erreur qui ferait confondre avec les hommes supérieursde la première des catégories précédentes, certains hommes qui se disent — qu'ils le croient ou non — des « esprits forts », capables de tout entendre. Ils ont lu aussi des livres de médecine, ils ont même étudié toute la pathologie, ils ont sur la syphilis des idées plus ou moins exactes, mais ils ont surtout sur ses conséquences tardives des idées très ancrées : ils savent qu'elle ne guérit jamais, cela, disent-ils, leur est égal; mais ils savent aussi, et à cela n'osent dire qu'ils sont indifférents, qu'elle aboutit au tabes et à la paralysie générale. Le retour persistant de ces deux mots dans la conversation, le ton d'inquiétude qui contraste avec les affirmations du patient doivent mettre le médecin en garde. En leur répondant, l p ensera toujours que ces malades qui « peuvent tout entendre » ne pourront entendre le diagnostic de leur maladie sans se trouver mal. Le temps seul peut quelquefois atténuer l'effroi du premier moment et leur éviter la syncope lors du prononcé du jugement. Il est de bonne pratique, avec ces malades, de différer celui-ci; sous un prétexte quelconque, la nécessité d'un nouvel examen, le peu de netteté des signes, on les renverra « au prochain jour », lequel pourra, suivant les cas, être la huitaine, ou plus proche; mais, pendant cette manière de délibéré, il conviendra de prendre des mesures conservatoires, c'est-à-dire de faire toutes recommandations utiles pour éviter la contagion. Et si, « au prochain jour », l'état moral ne paraît pas permettre encore le prononcé du jugement, il y aura lieu à « remise », mais sans abuser de ce moyen dilatoire.

Les malades de cette dernière catégorie rentrent déjà dans la classe des « nerveux », des « phobiques ».

En voici une autre, où la phobie se démasque dès la première phrase de l'interrogatoire.

Il s'agit d'un homme, d'âge moyen le plus souvent, qui après un coït suspect s'est examiné chaque jour et a fini, au temps réglementaire, par voir apparaître un bouton sur la verge. Il l'a examiné, réexaminé vingt fois, entrant dans les vespasiennes pour jeter un nouveau regard sur ce bouton et finalement arrive chez un médecin au commencement de sa consultation ou plus souvent en dehors de ses heures de consultation, insistant pour être reçu de suite ; son agitation, son air égaré, la précipitation de ses questions et de ses réponses, tout dénote une préoccupation vive. Il a lu — qu'il l'avoue ou qu'il le nie — toute la série des livres sur la syphilis qui se trouvent à la devanture des libraires, et cela de longue date, bien avant d'avoir des raisons de la redouter. Peut-être même a-t-il depuis longtemps, sa phobie s'étendant à toute la pathologie, dévoré tous les livres de médecine qui lui tombaient sous la main. Et, précisément, dès le premier coup d'œil, son bouton révèle tous les caractères du chancre, la pléiade ganglionnaire inguinale s'ébauche ou est constituée. A ce malade, il serait d'extrême imprudence de déclarer d'emblée ou de laisser supposer qu'on le croit atteint de syphilis. Il est de l'espèce de ceux qui vont se tuer en sortant du cabinet du médecin. Il convient donc, comme le précédent, de le renvoyer, sous un prétexte suffisamment plausible, à un jour ultérieur pour lui faire connaître le diagnostic. Et, le jour où il semblera possible de lui donner connaissance de l'arrêt, il faudra apporter dans cette communication les ménagements les plus grands. L'intervalle entre la première visite et celle-ci sera, d'ailleurs, mis à profit par le médecin pour étudier le caractère, les sentiments de son malade, et trouver le thème convenable à développer qui lui fasse le mieux accepter la fatalité de sa maladie et prévienne toute idée de suicide, que le malade ait ou non dans la première entrevue laissé percer une semblable préoccupation.

Les phobiques de fond et de tempérament ne sont pas seuls à tomber dans un profond désespoir en s'entendant déclarer syphilitiques : certains sujets, sans être entachés d'une névropathie aussi profonde et aussi indélébile, se trouvent, au moment de l'invasion de la syphilis, dans un état moral ou dans des conditions sociales ou autres, tels que la crainte d'être atteint de cette affection trouble gravement leur équilibre psychique et nerveux ; la certitude les plongerait, comme les précédents, dans un état névropathique des plus redoutables, susceptible de les conduire aux pires résolutions. Ainsi en est-il parfois chez les sujets surmenés par des soucis d'affaires, par de grandes entreprises commerciales, chez des jeunes gens qui entrevoyaient dans un prochain mariage la réalisation de souhaits depuis longtemps caressés ou la possibilité d'une situation brillante qui se trouvent brusquement brisés, chez des hommes mariés dont les conséquences d'une aventure extra-conjugale isolée démentent tout un passé sans faiblesse et des sentiments d'affection réelle pour leur femme. En pareil cas, bien des indices peuvent encore mettre le médecin, pendant l'examen même, sur le qui-vive et lui faire soupçonner la gravité de la situation : le désespoir du malade, son agitation, le caractère inquiet et impérieux de ses questions, l'aveu de la situation pénible dans laquelle il se trouve et des conditions dans lesquelles est survenue la maladie. Toutes les fois que de tels indices attireront son attention, le médecin devra être prudent dans l'énoncé de son diagnostic, savoir le réserver sous prétexte d'une enquête ultérieure nécessaire et gagner du temps.

Chez un fiancé à la veille de se marier, la situation se complique de la nécessité de rompre toute tentative de mariage si ledit fiancé est nettement syphilitique ; le choc psychique résultant de la révélation de la syphilis menace d'être intense et tout d'abord redoutable : il faut gagner un peu de temps, ne fût-ce que quelques heures, pour permettre au patient de se retourner, de dénouer dans son esprit les difficultés de sa situation. En pareil cas, lorsqu'elle est possible et acceptée, l'intervention d'un médecin ami du patient, que son âge, sa situation personnelle, ses relations antérieures autorisent à parler avec une affectueuse commisération et qui connaît les cordes sensibles à faire vibrer, sera souvent d'un grand secours (Voy. le chapitre sur « les Fiancés syphilitiques », p. 120).

Il s'en faut que le syphilitique porteur d'un chancre soupçonne toujours la nature du « bobo » ou du « bouton » pour lequel il vient consulter. Plus d'un n'attachait aucune importance à ce « bobo », et il est bien surpris d'apprendre de quoi il s'agit. L'interrogatoire du malade, l'indifférence qu'il manifeste renseigneront suffisamment le médecin et l'empêcheront de faire connaître son diagnostic sans avoir préparé le malade à cette révélation ; il y aurait inhumanité, voire même danger de provoquer un choc moral trop violent, une syncope peut-être grave, surtout s il s'agit d'un homme

d'un certain âge, à lui dire brusquement et sans tran-
sition qu'il est atteint de la syphilis.

Les ménagements à apporter dans l'énoncé du diagnostic de la syphilis sont de mise et de nécessité,
dans les cas précédents, vis-à-vis d'hommes instruits
et intelligents. A mesure qu'on descend dans l'échelle
sociale, les motifs qui les imposent deviennent de moins
en moins impérieux ; néanmoins, malgré que les gens
du peuple et les malades de la clientèle hospitalière
ne lui sachent pas toujours gré des égards qu'il leur
témoigne, un médecin qui se respecte apportera
toujours une certaine modération à énoncer un diagnostic de syphilis, à moins toutefois qu'il ne se trouve
en présence d'une de ces brutes qui ne comprennent
que ce qu'on dit sans détours et sans ménagement.

Ces brutes, d'ailleurs, se rencontrent dans tous les
mondes ; même dans la clientèle bourgeoise, il est des
hommes auxquels on ne fera admettre la véracité de
son diagnostic que si on l'énonce crûment et d'emblée,
et si, loin d'en atténuer les dangers, on les leur fait
connaître dans toute leur ampleur. Ceux-là ne sont pas
difficiles à reconnaître.

Toutes les fois que les conditions sociales du consultant l'exposent particulièrement à transmettre sa
maladie par des contacts accidentels, et qu'il ne semble
pas suffisamment soigneux, intelligent ou consciencieux pour prendre les précautions nécessaires, il faut
également brusquer la révélation du diagnostic, et ne
pas le quitter sans lui avoir fait connaître la nature de
sa maladie, ses conséquences, la responsabilité morale
et même pécuniaire qu'il encourt s'il ne se soumet pas

aux prescriptions d'hygiène et de prophylaxie dont on lui remet la formule écrite : ainsi en est-il par exemple, pour les nourrices, les souffleurs de verre, les domestiques, etc.

Il est des malades auxquels, à moins qu'ils ne soient d'une impressionnabilité excessive, il convient de faire connaître nettement et sans retard le diagnostic; ce sont ceux qui, pour des motifs divers, ont consulté successivement plusieurs médecins. Que ces confrères aient été d'accord pour nier ou pour affirmer la syphilis, ou que leurs opinions aient été partagées, le médecin qui est consulté après eux doit, s'il est en présence d'un cas indubitable de syphilis, dire positivement au patient son opinion et, autant que possible, faire connaître très exactement les éléments sur lesquels elle se base. Il y gagnera d'inspirer confiance au malade, de soustraire celui-ci à des hésitations qui font perdre un temps utile pour le diagnostic, qui souvent l'énervent et lui font rejeter à longtemps toute médication, qui peuvent même — dans les cas où par exemple le chancre n'est pas suivi d'accidents secondaires nettement appréciables — lui faire méconnaître complètement sa syphilis et l'exposer à tous les dangers ultérieurs de la syphilis non traitée. Il est à peine besoin d'ajouter que le diagnostic sera formulé et expliqué dans des termes tels que ce malade ne puisse y trouver l'expression ou le prétexte d'un blâme pour les confrères qui ont émis une opinion opposée : la difficulté particulière du diagnostic, le peu de netteté des signes et surtout la possibilité de modifications survenues dans ces signes, qui sont devenus plus nets ou sont apparus depuis l'examen fait par ces confrères, voilà les thèmes

— très vrais d'ailleurs dans un grand nombre de cas — sur lesquels le médecin pourra broder pour expliquer la divergence des opinions émises par ses confrères.

Le diagnostic du chancre syphilitique présente, d'ailleurs, fort souvent, des difficultés très réelles. Le schéma habituel de ce diagnostic, apparition de la lésion un temps assez long après le coït supposé infectant, unicité de la lésion (1), caractère superficiel de l'ulcération, induration de sa base, adénopathie multiple et indolente, est très souvent incomplet ou compliqué d'éléments surajoutés et accidentels. L'hésitation est non seulement possible, mais forcée. Il est tout aussi grave de déclarer syphilitique un malade qui ne l'est pas, de l'obliger à un traitement mercuriel prolongé et de briser peut-être des projets de mariage, qu'il est dangereux de déclarer indemne un malade porteur d'un chancre, de le laisser sans traitement et de lui permettre la libre pratique qui aboutira peut-être à des contaminations multiples.

En certains cas douteux, la confrontation avec le sujet présumé infectant, l'évolution de la lésion locale, ultérieurement l'apparition de manifestations générales permettent seules de fixer le diagnostic. Il faut donc

(1) Bien qu'il ne s'agisse pas ici d'exposer les éléments du diagnostic du chancre syphilitique, je profite de l'occasion pour rappeler combien est erronée l'opinion courante d'après laquelle le chancre syphilitique est une lésion *unique*. Cette opinion qui a pour raison d'être et pour excuse l'abus de la schématisation et de l'emploi des tableaux comparatifs et dichotomiques dans l'exposé des caractères différentiels du chancre syphilitique, cause un nombre considérable d'erreurs de diagnostic. Le chancre syphilitique, c'est là ce que l'on ne saurait trop répéter, est unique quatre fois sur cinq, mais *une fois sur cinq* il est *double* ou *multiple*, et quelquefois très multiple.

exiger du malade un complément d'information et d'observation, remettre à plusieurs jours le prononcé du diagnostic.

Suivant l'intelligence du malade, la tâche du médecin, toujours délicate en pareil cas, sera plus ou moins malaisée. Toujours, il devra s'efforcer de faire comprendre les raisons de ses hésitations, l'importance qu'il y a à trancher cette question de façon définitive avant de commencer le traitement. Si légitime que soit l'impatience du malade désireux d'être fixé et de ne pas compromettre sa guérison par une expectation inutile, le médecin ne peut cependant pas risquer de se priver d'un moyen de contrôle important ; il ne peut, en effet, oublier que le traitement précoce atténue les premières manifestations de la syphilis au point de les faire passer inaperçues, et supprime ainsi un des éléments majeurs du diagnostic.

Des circonstances extrinsèques, surtout l'imminence des fiançailles, du mariage, rendent parfois ces hésitations vraiment dramatiques ; le médecin doit alors user de toute sa diplomatie, en même temps que de sa fermeté, pour garder le malade en observation le temps nécessaire et obtenir que, sans rompre définitivement, il traîne les choses en longueur tant que le diagnostic présentera quelque ambiguïté. Mais aussi, dès que, dans un sens ou dans l'autre le diagnostic sera tranché, il le fera connaître au patient d'une façon formelle.

La période initiale de la syphilis est celle où le diagnostic peut tout à la fois présenter le plus de difficultés et éveiller chez le malade le plus d'angoisses et de craintes, par suite, réclamer de la part du médecin le plus de tact dans son énonciation ; à mesure que les accidents appartiennent à un stade plus avancé, le malade a, en effet, l'instinct qu'il a moins à redouter de la maladie et aussi, s'il s'agit d'un homme marié, les circonstances dans lesquelles il l'a contractée étant plus lointaines, plus souvent encore indécises, il a à la fois moins de remords et plus d'espoir de se faire pardonner.

Il serait cependant inhumain et dangereux de faire connaître à brûle-pourpoint à un malade atteint de roséole, de plaques muqueuses ou d'alopécie secondaire que l'accident pour lequel il vient consulter, et dont il ne soupçonnait aucunement la nature, est une manifestation syphilitique. Avant de prononcer le mot fatidique, le médecin doit, soit en se basant sur les indices qu'il a déjà recueillis dans l'interrogatoire, soit en faisant adroitement parler son client, se rendre compte de ce que celui-ci sait ou soupçonne sur la maladie dont il est atteint, ce qu'il sait ou redoute de la syphilis. Si son inconscience, si surtout ses dispositions morales, ses tendances névropathiques ou ses conditions sociales comportent des ménagements, il devra en mettre parfois tout autant que s'il était en présence d'un sujet porteur de chancre induré.

Chez un homme marié, la découverte de manifestations secondaires provoque souvent plus d'émotion encore que celle du chancre; le patient aura peut-être quelque difficulté à comprendre que ces accidents sont de nature syphilitique, car il n'ignore généralement pas que le premier symptôme est un chancre, et précisément il ne peut admettre que ce chancre ait passé inaperçu; mais, une fois convaincu qu'il a eu un chancre, comme il sait que le chancre est particulièrement redoutable comme source de contagion, il est immédiatement pris de la crainte et du remords d'avoir contagionné sa femme. Pour être en mesure de répondre aux questions qu'il ne manquera pas de s'entendre poser, le médecin doit, avant d'émettre son diagnostic ou même de le laisser soupçonner, avoir recherché s'il existe ou s'il a existé des lésions contagieuses sur les organes génitaux, la bouche, les parties découvertes, et avoir exactement déterminé le siège — génital ou extra-génital — de l'accident initial; l'enquête, sur ce dernier point, est parfois difficile, mais pour peu qu'elle soit conduite avec méthode, elle est plus souvent fructueuse qu'on ne serait tenté de croire au premier abord.

Les lésions tertiaires constituent parfois la première manifestation apparente ou reconnue d'une syphilis ignorée. Le malade qui en est porteur apprend donc, à propos d'elle, l'existence d'une maladie qui remonte à une date souvent éloignée et qui a dépassé les phases contagieuses. Au cours de l'interrogatoire, le médecin, pour étayer son diagnostic, souvent plus épineux que celui des lésions secondaires, a dû, le plus ordinairement, revenir avec insistance sur les antécédents et poser une série de questions qui ont nécessairement éveillé l'attention du patient. Celui-ci n'est plus surpris lorsque le médecin lui fait connaître son diagnostic; parfois il en est effrayé pour lui, parce qu'il craint d'avoir laissé aller trop longtemps sans traitement une maladie qu'il aurait pu guérir; plus souvent, il craint d'avoir transmis la maladie à ses enfants, s'accuse de son ignorance, mais bien souvent aussi il ne peut comprendre comment la syphilis a pu rester si longtemps ignorée, ne se traduire par aucun symptôme

dans ses périodes initiales, il accumule toute une
série d'arguments pour combattre le diagnostic. Il
importe donc que, avant de formuler ce diagnostic, le
médecin en ait recueilli tous les éléments, ait fait
porter son enquête sur l'état de santé des enfants et
de la femme, et se soit documenté pour répondre à
toutes les objections de son client. Mais il n'est guère
de circonstances — sauf chez la femme — où le diagnostic doive être dissimulé, ni même où il y ait avantage à différer de le faire connaître à un syphilitique
tertiaire.

Dans les cas où la nature syphilitique d'une lésion
tertiaire est douteuse et ambiguë, il faut encore faire
connaître au malade la supposition faite; le nom des
médicaments employés dans le traitement de la syphilis
est de connaissance trop banale pour qu'il en fasse
usage sans soupçonner le motif qui les a fait prescrire.

D'autre part, pour obtenir que le malade suive régulièrement le traitement, condition indispensable tout
à la fois pour qu'il agisse suffisamment et pour qu'il
remplisse son office de critérium diagnostique, il faut
nécessairement qu'il soit édifié sur l'utilité de ce traitement et sur le profit considérable qu'il peut en tirer.

Il est, nous venons de le voir, des circonstances où
les syphilitiques doivent être laissés dans l'ignorance
de la nature réelle de leur maladie ; il en est même où
ils ne doivent pas être amenés à la soupçonner, il en
est encore où ils doivent être temporairement laissés
dans le doute ; mais, en terminant ce chapitre, il faut
affirmer que ces circonstances sont, en réalité, et doivent rester, en pratique, l'exception.

Dans l'immense majorité des cas, le syphilitique

doit savoir qu'il est syphilitique, le médecin doit le lui dire, et le lui dire sans tarder, dès qu'il l'a reconnu syphilitique. La franchise, toutes les fois que des conditions particulières ne l'interdisent pas, est le devoir strict du médecin.

A cette condition seulement, il obtiendra du malade tout à la fois, qu'il se soigne régulièrement, et qu'il prenne les précautions nécessaires pour éviter de nouvelles contaminations.

Il fera ainsi, aux moments où elle est le plus nécessaire, la véritable prophylaxie de la syphilis.

En faisant connaître à un malade qu'il est syphilitique et en lui remettant la formule du traitement qu'il doit suivre, et des précautions auxquelles il est astreint vis-à-vis des autres, le médecin n'a pas encore rempli tout son devoir.

Il doit encore, par une explication franche, atténuer ce que la rigueur du traitement et des interdictions peut avoir d'excessif, l'impression fâcheuse que le diagnostic et les prescriptions peuvent faire sur son esprit. Il doit lui faire connaître la remarquable efficacité du traitement antisyphilitique, la possibilité, en le prolongeant suffisamment, d'atténuer ou d'empêcher les manifestations tardives et les conséquences les plus graves de la syphilis, montrer qu'un traitement régulier et suffisant lui permettra de se marier sans craindre de contaminer sa femme, et qu'il pourra alors procréer des enfants bien portants et vigoureux ; en outre, il lui fera remarquer que la syphilis est une maladie fréquente, beaucoup plus répandue qu'il ne peut le croire, puisqu'elle frappe dans les villes environ un homme sur cinq.

S'il se trouve en présence d'un fanfaron ou d'un imprudent, à plus forte raison d'un cynique, dont l'attitude lui laisse à penser qu'il négligera le traitement ou qu'il ne craindra pas de répandre la contagion de la syphilis, le médecin insistera sur le danger, l'exagérera plutôt qu'il ne l'atténuera.

En résumé, dans l'énoncé de son diagnostic et dans les recommandations qui le suivront, le médecin se comportera différemment suivant les circonstances, suivant les capacités intellectuelles, les qualités morales de son client; il individualisera suivant les cas, de même que suivant les cas il prescrira tel ou tel traitement; en un mot, il cherchera dans chaque cas particulier les indications à remplir. C'est pour cette raison qu'il me paraît très difficile de rédiger, à l'adresse des sujets atteints de syphilis, une instruction sur les mesures prophylactiques à prendre : la teneur de cette notice, qui est destinée à éveiller les craintes des malades, risque de dépasser le but chez certains, de leur infliger une véritable terreur, alors qu'elle ne suffirait pas à imposer, à d'autres, d'élémentaires précautions : pour remettre à chaque malade une notice appropriée à ses conditions morales et intellectuelles, il en faudrait rédiger un si grand nombre que leur emploi et leur distribution deviendraient des causes d'embarras constants.

CHAPITRE IV

LES JEUNES GENS SYPHILITIQUES

La syphilis n'attend pas le nombre des années,
même pour pénétrer par la voie génitale, et cela dans
toutes les classes de la société.

Le collégien qui, au jour de sortie, est accosté sur
le trottoir en face de son collège ou arrêté sur le pas
de la porte d'une maison publique, n'est malheureuse-
ment pas mis par son âge à l'abri de la syphilis, pas
plus que celui dont les instincts précoces, la mauvaise
éducation, les lectures malsaines, des conseils imprudemment donnés sur les dangers des rapports sexuels
ont conduit à la brasserie ou dans l'arrière-boutique
de la parfumeuse.

Edmond Fournier (1), dépouillant 10 000 observations d'hommes syphilitiques de la clientèle de ville
de son père, a trouvé que 5 d'entre eux avaient
pris la syphilis à quatorze ans, 16 à quinze ans, 38 à
seize ans, 119 à dix-sept ans.

Vis-à-vis de ces jeunes gens, imprudents ou vicieux,
peu importe, auxquels l'apprentissage de l'amour a été
si funeste, quel est le devoir du médecin?

D'abord les soigner, les traiter, les éduquer sur les
dangers qu'ils courraient en ne se soignant pas ou en

(1) E. Fournier, A quel âge se prend la syphilis? *Presse médicale*, 4 avril 1900, p. 164.

se soignant mal, sur les dangers qu'ils peuvent faire courir à leur entourage, à leurs parents, à leurs jeunes frères et sœurs surtout, leur dire aussi que la syphilis ne les met pas à l'abri des autres maladies vénériennes, de la blennorragie surtout, et qu'ils feront bien d'y prendre garde.

Les sermonner plus longuement, leur faire une leçon de morale, ne servirait de rien, sinon à les éloigner du médecin qui serait ainsi sorti de son rôle. Seul, le médecin de famille, s'il a avec eux des relations assez suivies, s'il a depuis longtemps pris sur eux un ascendant moral, peut entrer dans cette voie, à la condition d'y être discret et réservé, de rester affectueux et d'éviter toute sévérité intempestive.

Il importe, en effet, que le médecin conserve ou gagne la confiance de ces jeunes clients, pour pouvoir les diriger dans leur traitement et leur donner tous les conseils nécessaires, surtout ceux qui ont trait à leurs relations avec leur famille.

Ils n'ont encore ni la responsabilité civile, ni la responsabilité pénale que leur conféreront dans quelques années leur âge et le Code. Leurs parents ont sur leurs biens et leurs personnes une autorité des plus étendues. Je ne sais s'il existe un jugement ou un arrêt fixant, avant l'âge légal de la majorité, l'époque où le jeune homme devient possesseur de ses secrets, l'âge où ils cessent de pouvoir être révélés sans son autorisation.

Quelle que soit sur ce point l'opinion des juristes, il serait contraire à la dignité médicale d'aller dénoncer ces jeunes gens sans leur consentement, de révéler à leurs parents qu'ils sont atteints d'une maladie vénéenne. — Je ne parle pas des tiers, quels qu'ils soient, chefs d'institutions, patrons ou autres, vis-à-vis desquels la question ne se pose même pas, car elle est résolue par les règles qui gouvernent la conservation des secrets médicaux.

Or, il est du plus haut intérêt pour ce jeune homme, qui a toute l'insouciance de son âge, qui se hâtera bientôt de suspendre tout traitement, qui peut être atteint à courte ou à longue échéance de manifestations diverses réclamant un traitement régulier et un traitement qui a bien des chances de ne pas être institué si les accidents actuels sont restés ignorés des siens, que quelqu'un parmi ses proches soit averti de ce qui le menace. Il est du plus haut intérêt pour son entourage que les précautions prophylactiques qui lui sont indiquées soient exécutées fidèlement, et cependant la promesse qu'il a faite risque d'être vite oubliée, comme aussi la plupart de ces précautions lui paraîtront superflues.

Pour ces raisons, le médecin a le *devoir* de prévenir les parents du jeune homme, mais il n'a le *droit* de le faire qu'avec son assentiment.

La crainte d'une réprimande, d'une punition, d'une vexation fera bien souvent hésiter ces jeunes clients. C'est précisément pour cette raison que le médecin ne doit pas, par des remontrances intempestives, en faire présager de plus sévères encore. Tout au contraire, il doit faire ressortir qu'une faute avouée est déjà à moitié pardonnée et que, exposé comme il l'est à voir sa maladie se révéler par des signes extérieurs apparents, des éruptions surtout qui la dénonceraient immédiatement, la chute des cheveux, des taches sur son linge, le jeune homme a tout intérêt à ne pas attendre que sa maladie soit constatée par ses parents, mais au contraire à avertir ceux-ci. « D'ailleurs, ajoutera-t-il, je me chargerai d'écrire à monsieur votre père, cela vous évitera un aveu pénible à faire. »

L'assentiment du jeune homme obtenu, il faut, sans tarder, aviser le père — à défaut du père, un frère aîné, le tuteur ou un parent d'âge respectable, ou la mère. S'il est possible, il sera toujours préférable de l'entretenir de vive voix, pour pouvoir lui expliquer exactement la situation, et faire, s'il est nécessaire, son éducation sur la syphilis. Sinon, lui écrire, et en peu de phrases lui faire comprendre nettement ce dont il s'agit, la nécessité d'un traitement régulier, de précautions auxquelles il doit se prêter pour ne pas laisser répandre la contagion autour de lui. Sans se faire l'avocat du jeune homme, on devra, s'il existe quelque circonstance susceptible de l'excuser, la signaler brièvement. En tout cas, il faut tâcher de faire comprendre au père que son fils est un malade, que son devoir, à lui père, est de l'aider à sortir de la situation où il s'est mis.

L'impression produite sur le père par cette communication est le plus souvent, pour ne pas dire toujours, des plus désagréables. Mais le sentiment qui l'a dictée au médecin est toujours — ou à peu de chose près toujours — appréciée très équitablement, et, comme le dit M. Brouardel (1), auquel j'emprunte la règle de conduite ci-dessus, le père de famille est toujours reconnaissant au médecin qui lui fait connaître la vérité sur la maladie de son fils.

Quelle attitude ce père de famille prendra-t-il vis-à-vis de son fils? Peu importe au médecin qui a rempli

____

(1) BROUARDEL. *Le secret médical.* Paris, 1893, p. 122.

son devoir à la fois à l'égard de son jeune client, de
sa famille et de la Société. Notons seulement que cette
attitude est variable, mais souvent accompagnée de
reproches plus ou moins vifs, plus ou moins violents,
plus ou moins justes : bien souvent les jeunes gens qui
prennent la vérole avant d'être sortis du lycée ont été
l'objet d'une surveillance paternelle plus que sommaire,
plus d'un chasse de race ; tel père qui s'emporte contre
la conduite de son fils, qui lui reproche d'avoir pris une
maladie honteuse, a eu lui-même dans sa jeunesse cette
même maladie, et s'il ne l'a pas prise aussi jeune, c'est
parce que la chance l'a favorisé lors de ses premières
amours. En prévision d'un débordement excessif de
reproches, le médecin aura parfois à rappeler que ceux
qui échappent à la syphilis ne sont pas toujours ceux
qui s'exposent le moins à la contracter, qu'elle n'est
souvent qu'un accident et qu'il n'est pas juste de crier
haro aux blessés.

La situation est plus embarrassante lorsque le père
accompagne son fils dans la visite qu'il fait au médecin.

Si le père ne soupçonne rien, ne se doute pas de la
nature du malaise ou de l'indisposition dont se plaint
son fils, il convient de ne l'effrayer en rien, de ne pas
attirer son attention sur son origine vénérienne. Profitant d'un moment de distraction du père, d'un mouvement, du passage dans une porte, le médecin fera
comprendre au jeune homme qu'il a tout découvert et
lui dira de revenir le consulter hors la présence de son
père. Dans cette deuxième visite, il lui exposera les
raisons pour lesquelles il convient de faire à son père
l'aveu de sa maladie et de ne pas prolonger une comé-

die dans laquelle ni jeune client ni médecin ne pourraient jouer un rôle séant.

Plus délicate est la situation lorsque le père, soupçonnant son fils d'avoir pris une maladie vénérienne,
l'amène au médecin auquel il demande un avis formel.
Strictement, il serait plus correct de prier le père de se
retirer pendant l'examen et de ne lui en faire connaître
le résultat qu'après avoir obtenu du fils l'autorisation
de lui révéler. Mais le père de famille qui amène de force
un « bambin qui vient de faire des frasques » n'admet
souvent pas que ce « bambin » mérite tant d'égards ;
il a, lui père de famille, la responsabilité des actes de
son fils, l'autorité sur lui, et, somme toute, a bien,
suppose-t-il, le droit d'être éclairé sur une maladie qu'il
soupçonne, dont il sait déjà l'origine ; opposerait-on à
ses prétentions une fin de non-recevoir, il n'en considérerait pas moins son fils comme coupable, ne lui
reprocherait pas moins vivement sa maladie, et sans
doute ne lui faciliterait ni le traitement ni la prophylaxie.
Il vaut donc mieux, dans l'intérêt encore du patient et
de sa famille, se prêter à une consultation dont la mise
en scène gagnerait à être différente, — remarque faite
que cette manière d'agir ne s'applique qu'aux tout
jeunes gens et non à ceux que leur âge ne permet plus
de traiter en enfants.

Le jeune homme a quitté le lycée ; il est devenu
« étudiant », et, conquérant plus de liberté, il a aussi
des appétits sexuels plus développés et plus justifiables, des occasions plus fréquentes aussi de prendre
la syphilis. Cependant, il a conservé une attache avec
sa famille, il vit toujours avec elle, c'est-à-dire qu'il
expose ses frères et sœurs, ses parents, à la contagion

directe de son mal; de plus, c'est au foyer maternel qu'il sera soigné s'il lui survient du fait de ce mal quelque accident le retenant au lit ou à la chambre.

Que doit-il faire vis-à-vis de ses parents? Que doit-il leur avouer? Il demandera sur ce point conseil au médecin, ou, s'il ne le demande pas, le médecin aura à lui suggérer une ligne de conduite.

En règle générale, il y a avantage, et très grand avantage, à ce que le père de famille — ou quiconque en tient lieu — soit mis au courant de la syphilis de son fils.

Avantage au point de vue médical et thérapeutique, parce qu'il aidera à la mise en œuvre du traitement, que le malade n'aura plus à lui dissimuler. Avantage médical aussi parce que, du fait de la syphilis, peuvent survenir inopinément des accidents graves, mais de diagnostic difficile et d'allures imprécises ; or, ces accidents, surtout s'ils intéressent le système nerveux, risquent de ne pas être traités aussi rapidement et aussi vigoureusement qu'il le faudrait s'il n'y a, dans l'entourage du malade, personne qui puisse révéler l'existence de la syphilis au médecin appelé à le soigner; à supposer même que le malade soit en mesure, au moment de leur éclosion, de faire connaître ses antécédents, le médecin aura, à ce moment, plus de facilité pour prescrire et faire exécuter le traitement approprié, si le père est au fait de la maladie de son fils et s'il l'aide à se soigner au lieu d'être un témoin soupçonneux dont il redoute la présence et les interrogations.

Avantage au point de vue de la prophylaxie, parce que les précautions à prendre pour éviter la dissémination familiale seront plus faciles à réaliser quand le malade aura un complice dans ce foyer familial.

Avantage moral, enfin : le père, auquel son fils aura prouvé sa confiance en lui révélant la maladie qu'il a prise, sera moins porté à la lui reprocher que s'il l'apprend tardivement, s'il en trouve la preuve dans la chambre ou dans la malle de son fils, sous la forme d'une boîte de pilules ou d'un flacon de liqueur de van Swieten, ou enfin s'il est amené à le soupçonner à l'éclosion d'un accident grave ou apparent de la période secondaire.

Le père de famille qui, à la nouvelle de la syphilis de son fils, le chasse du foyer ou le déshérite est, je crois bien, devenu un mythe. Parfois une scène violente, des reproches vifs, ou un refroidissement plus ou moins prolongé dans la tendresse suivront la révélation de la vérité, et ce ne seront pas toujours les pères qui auront dans leur jeunesse fréquenté le plus aux lieux où se prend la syphilis, ni même ceux qui l'auront prise eux-mêmes qui seront le plus indulgents pour leurs enfants. Le plus souvent, le père qui « soupçonnait bien quelque chose » ne sera pas étonné d'apprendre que son fils a été « touché » et, sans le féliciter d'une aventure qui peut compromettre sa santé et son avenir, il le considérera et comme un malade et comme un malchanceux qu'il faut aider à se soigner ; il trouvera dans l'aveu une marque de confiance et d'affection et souvent le remerciera d'avoir fait cet aveu.

Le fils sera, mieux que le médecin, en mesure de préjuger l'accueil auquel il doit s'attendre. Mais, sauf le cas où cet accueil devrait être d'une sévérité rigoureuse, le médecin doit engager le jeune homme à faire, sans tarder, connaître la situation à son père.

Il est des cas — c'est au malade à se faire juge du parti à prendre — où l'aveu, présenté comme un témoignage de confiance, sera mieux accueilli venant du fils ;

il en est d'autres où le médecin, ami de la famille et conseiller écouté, sera, au contraire, mieux en situation de faire accepter par le père de famille l'annonce de la maladie de son fils. En tout cas, le médecin sera souvent, après l'aveu fait, appelé à éclairer le père sur cette maladie, sur ses conséquences, ses dangers, sur les mesures diverses à prendre. Il devra, puisqu'il n'y a plus rien de secret vis-à-vis de ce père, répondre en toute sincérité aux multiples questions d'ordre médical qu'il ne manquera pas de poser.

Le médecin a, en vain, conseillé au jeune homme de mettre son père dans la confidence de sa maladie ; pour une raison ou une autre, la crainte d'une scène violente, l'éloignement de ses parents auxquels il veut bien parler mais non écrire, il s'y est refusé.

Quelques mois se sont passés sans encombre, lorsque survient une manifestation syphilitique, hémiplégie, paraplégie, néphrite, ou autre, qui retient notre malade au lit et l'oblige à suivre, sous les yeux de ses proches, un traitement antisyphilitique. La mise en œuvre du traitement va présenter des difficultés, obliger à des cachoteries, à des mensonges sans nombre ; si bien dissimulés sous des dehors anodins et des noms d'emprunt qu'en soient les agents, il va éveiller des soupçons, provoquer des questions auxquelles on ne pourra répondre que par de nouveaux mensonges et au risque de contradictions répétées. L'intérêt de tous, du malade comme du médecin, et de l'entourage, est de ne pas prolonger cette comédie et de mettre au fait de la situation un des proches qui deviendra ainsi un complice et aidera puissamment à la guérison en facilitant le traitement. Ce rôle revient de droit au père de famille, s'il est présent et capable de s'y prêter, sinon à un frère aîné, à quelque autre parent rapproché, à un ami intime, ou à la mère de famille, souvent même mieux à la mère de famille qu'à toute autre personne : on ne saurait croire combien, en présence de son fils devenu malade pour avoir foulé aux pieds les principes de morale qu'elle croyait lui avoir conservés, une mère, même imbue des idées religieuses les plus sévères, trouve en son cœur de trésors d'indulgence.

Dans ces circonstances, il n'y a pas à hésiter ; il faut montrer au malade quel profit, quelle tranquillité d'esprit il retirera d'une confidence qui d'ailleurs n'étonnera pas celui auquel elle sera faite, et, le priant de choisir lui-même autour de lui la personne que son caractère, sa discrétion et son affection désignent pour le rôle de confident, lui proposer de servir d'intermédiaire dans cette circonstance. Avec discrétion, mais en des termes qui ne peuvent laisser aucune ambiguïté, en présentant d'ailleurs les faits sous leur jour purement médical et en faisant ressortir qu'il parle au nom et avec l'assentiment du malade, le médecin dira la cause des accidents actuels, l'importance et en même temps l'efficacité du traitement, les précautions qu'il peut être nécessaire de prendre au point de vue de la contagion ou au contraire le caractère non contagieux des accidents présents ; enfin, faisant appel à la discrétion de son confident, il lui dira sous quel dehors et sous quelle étiquette ces accidents peuvent être présentés aux autres personnes pour ne pas éveiller d'inutiles soupçons sur leur origine.

Les difficultés pratiques auxquelles prélude la constatation de la syphilis chez la femme n'existent pas seulement pour la femme adulte et mariée ; elles existent déjà chez la jeune fille.

En réalité, les jeunes filles qui contractent la syphilis appartiennent dans l'immense majorité des cas, à la catégorie des prostituées, prostituées clandestines ou surveillées, prostituées d'occasion ou de profession. Qu'elles soient conduites à la prostitution par le vice, la paresse, la misère, les mauvais exemples ou par toute autre cause, elles ne relèvent plus guère de l'autorité paternelle, soit qu'elles s'y soient soustraites et ne cherchent pas de s'y soumettre à nouveau, soit que cette autorité paternelle soit déchue de ses droits ou mérite d'en être déchue. Elles relèvent ou de la police, ou des œuvres si méritoires de relèvement. A aucun titre, le médecin ne peut les livrer à la première, il peut les engager à s'adresser aux secondes, mais à titre de philanthrope plus qu'à titre de médecin.

Même à celles qui sont à peine sur la pente de la prostitution, qui ne se sont livrées que par occasion, il serait mal venu de conseiller d'aller dire à leurs parents qu'elles ont la syphilis.

Nous n'avons donc pas à nous préoccuper, au point de vue purement déontologique, de ces catégories de malades.

A une mère qui amène sa fille de force devant un médecin en lui disant que cette fille s'est mal conduite et qu'elle a dû prendre quelque mauvaise maladie, le médecin ne doit pas répondre ; non seulement il violerait le secret professionnel, mais il y aurait grandes chances pour que la jeune personne échappât de suite à la surveillance de sa mère et tombât dès le soir aux plus bas fonds de la prostitution.

Parmi les surprises que réserve la syphilis et contre l'imprévu desquelles le médecin doit toujours se tenir en garde, il en est peu d'aussi grandes que celle produite par sa constatation chez une jeune fille de bonne famille, de conduite irréprochable, que rien ne semblait désigner à ses coups. Et cependant cette éventualité se réalise parfois, non pas seulement dans ces épidémies familiales, dérivant d'un enfant hérédo-syphilitique, ou d'un jeune homme ignorant sa syphilis, mais dans des circonstances où rien au premier abord ne met sur la trace de l'origine, où parfois même l'enquête la plus approfondie reste sans résultats.

Du fait même qu'elles se développent sans qu'aucune circonstance puisse l'expliquer, il résulte que ces syphilis ne sont pas soupçonnées par l'entourage des malades : le médecin les constate à l'occasion d'un chancre extra-génital, occupant la lèvre ou plus rarement le doigt, ou encore à l'occasion d'une roséole, d'une éruption secondaire quelconque, d'une céphalée, d'une angine.

Comme toujours lorsqu'il s'agit d'une femme, le médecin, dès qu'il a le soupçon du diagnostic, doit peser ses paroles, mener son interrogatoire avec une extrême prudence, afin de ne laisser rien deviner de ses soupçons, non pas à la jeune malade qui ne saurait les comprendre, mais à sa mère ou à la parente qui généralement est présente à l'examen.

Une fois le soupçon confirmé et le diagnostic porté, reste à déterminer la porte d'entrée ; la recherche du chancre en ses divers sièges extragénitaux possibles, c'est-à-dire la recherche des lésions qui peuvent durer encore ou avoir longtemps duré au visage ou à la langue, à la gorge, aux mains, au cou, peut quelquefois conduire à supposer l'origine ; mais l'interrogatoire ne peut le plus souvent être poussé assez loin dans un premier examen pour donner quelque certitude à ce sujet.

Sûr à la fois de son diagnostic et de la vertu de sa malade, — ce dernier point demandant une perspicacité toute particulière, car il ne faut à aucun prix se tromper sur lui, — le médecin se doit de ne pas faire connaître à la malade de quelle affection elle est atteinte ; sous un prétexte quelconque, il prescrit un traitement local et un traitement général, après avoir recommandé d'éviter tous les contacts, embrassements ou autres dans lesquels la maladie pourrait se transmettre et demande à revoir la malade au bout de quelques jours. Pendant cet intervalle, il complétera son enquête, non plus auprès de la malade, mais auprès de son père, qu'il convoquera sous un prétexte habile, ou auprès de sa mère. Après leur avoir fait part de prétendues hésitations sur le diagnostic, il cherchera à se renseigner sur l'entourage immédiat, habituel ou accidentel de la jeune fille ; s'il a eu, de par le siège du chancre, quelque indice sur le mode possible de contagion, il suivra les pistes qui s'offrent ainsi à lui.

Cette enquête verbale ne va pas sans d'une part édifier le médecin sur la vertu de sa malade, sans d'autre part éveiller des soupçons dans l'esprit du père ou de la mère.

Lorsqu'il est suffisamment convaincu de l'origine parfaitement innocente de cette syphilis, le médecin peut démasquer plus ou moins complètement son diagnostic, le laissant soupçonner d'abord, puis le donnant comme probable.

Reste à expliquer à l'interlocuteur l'origine de cette

syphilis. Ici, le médecin doit faire preuve et de tact et de prudence ; il lui faut d'abord ne compromettre jamais une personne dont il a reçu les confidences ou qu'il a soignée pour des accidents syphilitiques, ensuite, éviter de diriger une accusation, justifiée ou non, sur une personne dont la syphilis ne pourrait être démasquée sans scandale (homme marié ou femme mariée), enfin ne pas suggérer imprudemment l'idée de poursuites judiciaires ou de dénonciations qui seraient aussi dangereuses pour l'accusateur que pour l'accusé.

Il doit suffire, en effet, au père de famille que, sa fille ayant eu le malheur d'être infectée, sa maladie soit reconnue, qu'elle ne devienne pas l'occasion d'autres contaminations autour d'elle ; à ce malheur, qui peut-être la condamnera au célibat, il ne faut pas ajouter encore une foule de scandales et de désastres de tout genre.

Parfois, cependant, l'être qui a contagionné une pure jeune fille est tellement abject qu'on en vient à regretter les motifs qui empêchent de le poursuivre et de le faire condamner.

Il serait trop long d'énumérer toutes les circonstances dans lesquelles se produisent ces syphilis, qui méritent par excellence le nom de *syphilis insontium*. Il suffira d'en citer quelques-unes : ici, c'est une jeune fille dont le frère, revenant de la ville où il est étudiant, a encore une plaque muqueuse suintante sur la lèvre ; ici, une autre qui a tenu dans ses bras et couvert de baisers l'enfant d'une de ses amies, qui est au début d'un coryza hérédo-syphilitique ; là, la demoiselle de la maison qui a bu dans le verre mal lavé dans lequel un laquais avait goûté du vin ; là encore, une jeune fille dont la femme de chambre, atteinte de plaques syphilitiques, a emprunté l'irrigateur ; c'est parfois une jeune fille que son fiancé, en pleine efflorescence de plaques muqueuses, a embrassée sur le cou, une autre qu'un commis de magasin, porteur d'un chancre de la lèvre, a saisie dans un escalier et couverte de baisers — comptant, suivant une croyance populaire, se guérir de la syphilis en la donnant à une fille vierge.

CHAPITRE V

LES SYPHILITIQUES CANDIDATS AU MARIAGE

Le jeune homme de vingt-cinq ans qui vient de s'entendre déclarer atteint de syphilis, manque rarement, dans ses lamentations, de faire entendre celle-ci : « Alors, docteur, puisque je suis syphilitique, je ne pourrai pas me marier! Tous les syphilitiques ont des enfants pourris. Je suis donc condamné au célibat. » C'est, chez quelques-uns, la réminiscence d'une lecture, d'une conversation avec un médecin imbu de l'idée de l'extrême gravité et de l'absolue incurabilité de la syphilis : il y a là, pour eux, une question de conscience. C'est, chez d'autres, une simple interrogation, une manière d'engager l'entretien sur un sujet qui, depuis quelque temps déjà, hante leur esprit, et sur lequel ils espèrent bien que leurs craintes sont chimériques.

Aux uns comme aux autres, le médecin a tout intérêt à répondre franchement, à faire connaître l'état de la science sur la curabilité de la syphilis, sur la possibilité du mariage des syphilitiques, sur la possibilité de la procréation d'enfants sains, absolument sains par des parents syphilitiques. Il ne peut ni exagérer les craintes des premiers, ni décevoir l'espérance secrète des seconds.

Mais, ajoutera-t-il, pour pouvoir vous marier, il

faudra vous soigner et attendre, attendre d'en avoir obtenu la permission d'un médecin.

Plus d'un client réclame, dès ce premier entretien, une réponse précise, une date, un chiffre.

Il serait imprudent de le fixer de suite, et cela pour deux raisons ; d'abord parce que la date qu'on lui assignera, même si elle est un minimum, lui paraîtra toujours trop éloignée et que, s'il s'agit d'un sujet nerveux, impressionnable, il ne faut pas exagérer encore l'émotion qu'il vient de ressentir en apprenant qu'il est atteint de syphilis, — ensuite parce que, au début d'une syphilis, il est impossible de savoir comment elle se manifestera dans l'avenir, comment elle évoluera, si elle sera grave ou légère, oligo ou polysymptomatique, et qu'il n'y a pas de règle générale à établir sur la durée de sa contagiosité, de sa période dangereuse.

Il sera donc bon, au premier contact avec un client, de le laisser dans le doute sur la date probable à laquelle on pourra l'autoriser à se marier, de lui parler seulement « d'un certain nombre de mois ». On remettra à plus tard la solution de cette question.

Aux visites suivantes, le malade dévoilera luimême peu à peu son état d'âme en ce qui concerne le mariage, en même temps qu'il prendra confiance dans son médecin ; celui-ci aura ainsi plus de facilité pour l'orienter doucement dans la voie de la patience. Bien souvent, au reste, les préoccupations matrimoniales font trêve à mesure qu'évoluent les accidents secondaires, la question ne se pose plus ; le malade a d'ailleurs entendu, de par le monde, conter quelques mésaventures de syphilis transmise dans le mariage, qui l'ont assagi pour quelque temps.

Arrivera cependant un jour où il posera cette question : « Docteur, voilà x mois que je suis régulièrement mon traitement, voilà y mois que je ne me vois plus et que vous ne me voyez plus d'accidents syphilitiques ; quand me permettrez-vous de me marier? » Et de deux syphilitiques qui posent cette question, celui dont le x mois est représenté par le chiffre le plus bas est le plus souvent celui qui, au début de sa syphilis, se croyait le plus fermement à jamais exclu du mariage : ou bien il a réfléchi, il a appris que son ami Un tel qui avait contracté la syphilis après lui vient de se marier, ou bien il a en vue quelque héritière qu'il ne voudrait pas laisser prendre par un autre.

Que répondre à cette question?

Avant de formuler la réponse, envisageons-en les éléments.

Un syphilitique a, en raison de sa syphilis, à redouter pour lui-même les manifestations de son infection ; marié, il a de plus à redouter d'infecter sa femme et de procréer des enfants syphilitiques ou entachés de syphilis. Il s'agit de savoir si les craintes qui peuvent être conçues pour lui, pour sa femme et pour sa descendance, doivent durer indéfiniment, et, au cas où elles ne seraient pas de durée indéfinie, quand elles seront devenues vaines.

Il est certain d'abord que ces craintes ne doivent pas être de durée indéfinie, ce qui équivaudrait à l'interdiction absolue et sans appel du mariage de tous les syphilitiques.

Si la syphilis récidive rarement, si le syphilitique voit rarement, exceptionnellement même, réapparaître un nouveau chancre infectant, et tout le cycle des accidents secondaires de la syphilis, il n'en est pas moins vrai que cette récidive se produit quelquefois, argument qui peut à la rigueur (1) être invoqué pour démontrer que la syphilis guérit radicalement et définitivement.

Pour rentrer dans l'ordre des faits plus habituels, l'observation de tous les jours montre que des syphilitiques vivent jusqu'à un âge assez avancé, voire même très avancé, sans présenter jamais de manifestations imputables à leur infection. Même les faits comme celui que j'ai rapporté, où on voit la syphilis se manifester cinquante-quatre ans après le chancre par des gommes sous-cutanées sans s'être traduite par aucun accident autre que le chancre et les vulgaires symptômes du stade secondaire, viennent montrer que la syphilis ne doit pas être indéfiniment redoutée par ses victimes, car une intégrité de cinquante-quatre ans est à bien des égards une manière de guérison, et, avec la moyenne de la vie humaine, serait réellement pour beaucoup une intégrité définitive.

D'autre part, tel syphilitique qui, pendant toute la période secondaire, n'a présenté que des accidents légers, peut, au bout de plusieurs années, être atteint de manifestations tertiaires des plus graves, des plus

(1) Je dis « à la rigueur », car la récidive d'une maladie infectieuse, et surtout d'une maladie infectieuse de durée aussi longue que la syphilis, ne saurait être considérée comme une preuve formelle de la guérison de la première atteinte : de ce que les traces de celle-ci sont assez effacées pour permettre la reproduction des manifestations initiales de l'infection, il ne s'ensuit pas forcément que cette première atteinte ne puisse plus se traduire par des accidents d'ordre tardif, car à ces accidents correspondent sans doute un chimisme humoral et des aptitudes cellulaires différents du chimisme et du phagocytisme qui gouvernent l'immunité aux stades primitifs.

menaçantes, de gommes de l'encéphale ou du voile du palais, voire même de manifestations plus redoutables encore, parce que moins sensibles à l'action des médicaments, comme le tabes ou la paralysie générale. La menace de telles maladies est un apport en dot que beaucoup hésiteraient à proposer ou à dissimuler s'ils s'y savaient exposés.

Les relations de ces maladies avec la syphilis sont aujourd'hui assez bien établies pour que le médecin ait à envisager leur possibilité chez un syphilitique candidat au mariage. Et cet élément nouveau n'est pas sans troubler singulièrement son esprit au moment de prendre une décision et de rendre un arrêt.

Pour apprécier sainement ces questions graves, pour ne pas risquer de faire le malheur irrémédiable d'un jeune ménage dans lequel le mari apporterait la folie avec son ancienne syphilis, pour ne pas, d'autre part, en arriver à interdire le mariage à des syphilitiques qui feraient pendant de longues années le bonheur d'une femme et dont le célibat briserait définitivement l'existence, le médecin ne peut se contenter de simples impressions, de souvenirs plus ou moins vagues.

De données précises, mathématiques, il est totalement dépourvu : de même que rien ne permet au début d'une syphilis de préjuger ce que seront les accidents tertiaires, où ils se localiseront, combien de temps ils dureront, de même, rien à une phase quelconque ne permet de pronostiquer sûrement s'il surviendra des accidents tertiaires, quand ils paraîtront et sur quel système ou quel organe ils porteront.

A défaut de données précises, il y a du moins quelques probabilités; l'observation clinique a révélé un certain nombre de faits qui peuvent être ici utilisés avec grand profit.

La marche de la syphilis à ses stades précoces peut fournir, dans quelques cas, un élément d'appréciation dont il faut tenir le plus grand compte.

Il est, en effet, d'abord des syphilis qui, à toutes leurs périodes, sont graves, qui, à toutes leurs périodes, provoquent des manifestations rebelles et récidivantes sur un organe ou un tissu donné, des manifestations qui nécessitent une médication particulièrement énergique; ce seront ici des lésions cutanées ulcéreuses, là des plaques linguales ou buccales à type plus ou moins nettement leucoplasique, qui laissent des traces manifestes et persistantes de leur existence; la récidivité de telles manifestations dans le passé devra toujours faire redouter leur réapparition dans l'avenir, tant que leur guérison définitive et sans aucun reliquat inflammatoire ou néoplasique ne remontera pas à un temps assez long, deux ans au minimum : nous verrons d'ailleurs plus loin que les syphilis à localisations persistantes et récidivantes sur les muqueuses sont redoutables encore parce qu'elles peuvent être l'occasion de contaminations conjugales.

Certaines syphilis révèlent dès les premiers stades leur prédilection pour le système nerveux et en font preuve encore dans l'avenir; elles méritent une mention spéciale. Initialement, elles donnent lieu à des accidents cérébraux précoces, parfois même ultra-précoces, qui relèvent de lésions syphilitiques des vaisseaux encéphaliques : hémiplégie vulgaire ou alterne, paralysies des muscles de l'œil, etc. Pareils accidents doivent particulièrement éveiller l'attention même lorsqu'ils guérissent sans reliquat apparent, faire redouter pour les stades ultérieurs des accidents cérébraux qui risquent d'être plus rebelles. De même, l'apparition de l'iritis à une époque quelconque de l'infection est l'indice d'une syphilis grave, susceptible plus que toute autre de porter ses effets sur le système nerveux : sans vouloir faire de cette localisation du virus un signe précurseur absolu de syphilis cérébrale et un obstacle ultérieur au mariage, je la considère comme devant spécialement influencer le jugement du médecin s'il s'y ajoute d'autres éléments défavorables d'appréciation.

Une autre manifestation de la syphilis qui ne se traduit par aucun trouble subjectif et qu'il faut rechercher de parti pris pour en constater l'existence est le signe d'Argyll Robertson, ou suppression du réflexe accommodateur à la lumière avec conservation du réflexe accommodateur à la vision à distance ; longtemps considéré comme lié directement au tabes, ce signe a été dans ces dernières années rapporté à la syphilis par Babinsky. De ses recherches, de celles faites à son instigation par Charpentier, par Cestan (1), par Nageotte, Dupuy-Dutemps, de recherches de contrôle entreprises par divers auteurs entre autres par Dufour (2), il résulte nettement que l'immobilité pupillaire est très fréquente chez les sujets syphilitiques.

Sa fréquence varie suivant les périodes de la syphilis et augmente avec l'ancienneté de l'infection. On ne

---

(1) Voir, entre autres, la communication de R. Cestan et Dupuy-Dutemps au *Congrès français des neurologistes et aliénistes français*. Grenoble, septembre 1902.

(2) Dufour, Relations entre les troubles pupillaires, la syphilis et certaines maladies nerveuses (tabes, paralysie générale). *Bulletins et Mémoires de la Société médicale des hôpitaux de Paris*, 13 juin 1902, p. 558.

·sait encore s'il faut admettre que tous les syphilitiques qui le présentent soient exposés à devenir tabétiques ou paralytiques généraux, elle doit cependant encore attirer l'attention sur la possibilité du développement de ces deux graves séquelles de la syphilis.

L'ancienneté de la syphilis est, au point de vue des risques qu'un syphilitique court d'être atteint de paralysie générale, une circonstance capitale : les recherches statistiques de Hansen et Heiberg (1) ont, en effet, prouvé que la paralysie générale débute ordinairement quinze à dix-huit ans après la première manifestation de la syphilis.

Il suffirait donc, pour être sûr, à peu près mathématiquement sûr, qu'un syphilitique est à l'abri de la paralysie générale, de constater que, dix-huit ans après son chancre, il ne présente encore aucun des signes initiaux de cette affection. Cette donnée peut, en certains cas de syphilis contractée à un âge très jeune, avoir une importance capitale. D'autre part, le pourcentage des cas de tabes et de paralysie générale par rapport au chiffre total des syphilitiques est trop faible, les chances pour un syphilitique quelconque de devenir tabétique ou paralytique général trop restreintes pour qu'on soit en droit d'imposer un stage prématrimonial aussi long à tous les syphilitiques quels qu'ils soient.

Si important qu'on juge le rôle de la syphilis dans la production du tabes et de la paralysie générale, — et pour ma part je le juge capital, ou, pour mieux dire, je suis bien près de le croire nécessaire et constant, —

(1) HANSEN et HEIBERG, A quel âge s'acquiert le plus souvent la syphilis et à quel âge éclate le plus souvent la paralysie générale ? *Revue neurologique*, 15 juin 1900, p. 496.

il n'en est pas moins vrai qu'il n'est pas le seul : la syphilis apporte la graine, le malade fournit le terrain, un terrain nerveux par prédisposition héréditaire ou par surmenage intellectuel et moral, parfois physique ; de cela, les preuves abondent. De là doit résulter un enseignement : nous le déduirons plus loin.

Dernier élément, résultant lui aussi de l'observation quotidienne, de celle des neurologistes comme de celle des syphiligraphes. Les syphilis auxquelles succèdent le tabes ou la paralysie générale sont, dans une proportion considérable, des syphilis qui, à leurs débuts, ont été peu ou pas traitées et qui, la plupart du temps, se sont traduites par des accidents initiaux, chancre et accidents secondaires, de peu d'importance apparente, la bénignité des symptômes ayant inspiré une trompeuse confiance et entraîné, par une déduction d'apparence logique et de conséquence désastreuse, l'insuffisance du traitement.

La conclusion est difficile à tirer de ces faits parce que, en définitive, il n'en résulte que des probabilités et que ces probabilités laissent une large marge à l'incertitude, parce que, de plus, les conditions dans lesquelles le syphilitique se trouvera placé, après son mariage et de par son mariage, peuvent à elles seules contrebalancer les influences soit nocives soit favorables qui résultent de toutes les autres conditions.

Néanmoins, en cherchant à me garder et d'un optimisme dangereux et d'un pessimisme exagéré, je pense que le syphilitique, infecté depuis moins de dix-huit ans, à tares nerveuses héréditaires accusées, ayant déjà donné des preuves de sa prédisposition nerveuse par des actes bizarres, présentant nettement le signe d'Argyll

Robertson, ne doit pas être encouragé dans ses projets de mariage s'il n'a pas été soumis dans les premières phases de sa syphilis à un traitement antisyphilitique suffisamment prolongé, c'est-à-dire ayant duré au moins deux ans et demi à trois ans, quelle qu'ait été l'intensité de sa syphilis. — Je pense qu'il faut être plus sévère encore, exiger un traitement plus prolongé s'il s'est produit, au début de la syphilis, des troubles nerveux graves ou s'il y a eu à un moment quelconque une attaque d'iritis. — Je pense enfin que ce même syphilitique, ayant ou non présenté des troubles nerveux précoces ou de l'iritis, ne doit pas se marier s'il exerce une profession exigeant un travail intellectuel assidu, un effort créateur constant, mettant en jeu une responsabilité importante, l'exposant à des spéculations hasardeuses, tout en lui imposant des devoirs mondains et des fatigues physiques. Le mariage, pour un tel sujet, joindrait encore un coefficient important à ses titres de candidature à la paralysie générale.

Au contraire, moins les facteurs étiologiques des grandes affections nerveuses seront nombreux et accentués, moins le médecin devra se montrer sévère. Il y a dans leur interprétation des nuances délicates qu'une étude minutieuse et une connaissance précise des conditions sociales et morales de l'impétrant peuvent seules permettre d'apprécier ; en bien des circonstances, le médecin ne fera pas sans quelque appréhension connaître sa sentence. Placé entre deux intérêts opposés, celui de son client syphilitique d'une part, celui de la famille où il va entrer, peut-être même celui de la Société d'autre part, il a une tâche particulièrement difficile et scabreuse.

Et, pour compliquer encore son embarras, il pourra

se faire encore que son client soit un neurasthénique, un syphilophobe que la continuelle contemplation de sa syphilis, la crainte toujours renouvelée de voir s'en développer les séquelles nerveuses, rendent plus impressionnable, font verser de plus en plus sur la pente neurasthénique; le mariage, en apportant à son foyer la sécurité et la tranquillité, en lui donnant une compagne susceptible de lui rendre la confiance en lui-même, ne va-t-il pas, comme j'en ai vu des exemples, être le salut de ce neurasthénique, faire disparaître toutes les menaces d'une affection organique du système nerveux? Pour envisager cette hypothèse, il faut que se trouvent réunies des conditions indispensables : ancienneté suffisante de la syphilis, intensité et durée suffisantes du traitement mercuriel, absence des stigmates organiques des affections du système nerveux, absence de troubles pupillaires en particulier, et qu'ainsi la neurasthénie puisse être sûrement reconnue pure de toute association morbide.

Le risque « santé personnelle du syphilitique » ne nous a donné que des indications bien vagues, bien troublantes sur son admissibilité au mariage. Les deux risques « contagiosité pour la femme » et « transmissibilité héréditaire » vont-ils nous mieux éclairer? Oui, jusqu'à un certain point. Ici encore, néanmoins, la certitude absolue fera défaut, la solution mathématique est inconnue.

Voyons plutôt.

Dans le mariage, les moyens de contamination sont multiples ; la moindre érosion de la plus minime des lésions syphilitiques d'une muqueuse, la moindre solution de continuité du tégument si le sang est encore virulent, peuvent servir à réaliser l'infection de la femme.

Donc, déjà de par la nécessité de ne pas infecter sa femme par contact, le syphilitique ne peut se marier tant qu'il en est à la période de virulence du sang et tant qu'il peut voir survenir sur les muqueuses ou sur le tégument des lésions spécifiques virulentes. Il suffirait de connaître la limite extrême de la virulence des manifestations syphilitiques pour fixer l'époque où le syphilitique sera en état de se marier, ou de trouver un réactif quelconque de la virulence de la syphilis pour autoriser le mariage de tout syphilitique chez lequel l'épreuve par ce réactif resterait négative.

Le criterium expérimental fait défaut : même l'immunité persistante d'une maîtresse précédemment indemne de syphilis, voire même la naissance d'un enfant sain issu des relations avec cette maîtresse seraient, pour de multiples raisons, une démonstration insuffisante.

Seules, l'observation d'un grand nombre de syphilitiques, la détermination de la durée de la contagiosité et des variations de cette durée, suivant différentes conditions, peuvent aider à résoudre la question : c'est dire que la solution se base sur des faits d'observation, sur des données statistiques, sur des probabilités et non sur des certitudes, en un mot qu'elle est essentiellement empirique.

A s'en fier aux quelques expériences faites à ce propos et à certaines observations cliniques, le sang des syphilitiques est virulent pendant dix-huit mois ou deux ans.

Plus longue est la période où peuvent survenir des manifestations virulentes et contagieuses sur les muqueuses et sur le tégument. L'observation clinique a, depuis longtemps, fait connaître que des plaques syphilitiques parfaitement caractérisées peuvent s'observer pendant les deux premières années de la syphilis ; mais, à mesure que l'observation se complétait, on a reconnu que cette durée était largement dépassée, que des manifestations d'ordre secondaire, virulentes sûrement puisque contagionnantes, pouvaient encore exister au bout de six, huit, peut-être dix ans après le chancre. Feulard (1), dans un important rapport sur la durée de la période contagieuse de la syphilis, a établi que la contagion pouvait se produire à ces époques reculées, et que la plupart des syphilis conjugales tardives avaient pour origine des lésions tardives, extraordinairement tardives de la muqueuse buccale.

Faut-il conclure de là que le mariage des syphilitiques doit être reculé jusque six, huit, dix ans et plus après le chancre ? Alors, à mesure que l'observation montrera des accidents secondaires apparaissant à une époque plus tardive, on allongera la durée du stage prématrimonial des syphilitiques : quelques faits exceptionnels suffiront à l'allonger démesurément, ce qui équivaudra presque en pratique à interdire le mariage des syphilitiques.

Contre cette déduction, l'observation proteste : les syphilitiques sont loin de contagionner tous leurs femmes.

Il faut donc, non pas prendre un moyen terme, ce qui est antiscientifique et expose aux pires surprises, mais serrer les faits de plus près, rechercher quelle est, en pratique, pour la grande majorité des cas, la limite

(1) FEULARD, Durée de la période contagieuse de la syphilis. *Annales de Dermatologie*, 1896, p. 1025.

de la contagiosité des accidents secondaires et, de plus,
voir si les faits où cette limite ordinaire est dépassée
ne se présentent pas dans des conditions qui permettent
de prévoir que la limite en question sera dépassée.

Or, voici ce que montre l'observation. Dans la grande
majorité des cas, les plaques syphilitiques cessent de
se montrer au bout de dix-huit à vingt mois d'infection.
Il reste cependant encore un nombre assez important
de cas où elles se produisent pendant trois ou quatre
ans, mais ces plaques syphilitiques tardives ne sont
pas des plaques de retour survenant après un long
intervalle, ce sont des lésions essentiellement récidivantes, récidivantes parfois malgré tous les traitements, récidivantes surtout à chaque suspension de
traitement : les malades atteints tardivement de plaques syphilitiques en ont été, le plus souvent, atteints
aux premières périodes de l'infection, ou, en tout cas,
en ont été atteints à plusieurs reprises, avec tant de
régularité et de ténacité qu'ils n'ont pas passé quelques
mois sans en présenter des traces. On peut, en conséquence, établir comme règle qu'un syphilitique qui est
resté plusieurs mois, mettons dix à douze mois, sans
avoir de plaques syphilitiques en sera désormais indemne, surtout s'il ne s'expose pas à l'action des
causes qui provoquent le retour des plaques muqueuses,
c'est-à-dire de l'usage des excitants, parmi lesquels le
tabac occupe le premier rang.

Ces données de l'observation ne peuvent donner
qu'un minimum ; il convient donc, pour rester dans les
limites de la prudence, de forcer les chiffres, afin de
tenir compte d'exceptions toujours possibles.

Nous en conclurons qu'il n'est pas prudent d'autoriser le mariage d'un syphilitique avant que se soient

écoulés dix-huit mois, à partir de la limite ordinaire de l'apparition des plaques ou, si les dernières plaques se sont montrées au delà de cette limite ordinaire, avant que dix-huit mois se soient écoulés à partir de la dernière apparition de plaques syphilitiques.

Ce qui est imprudent devant être interdit en matière aussi grave que la contagion conjugale de la syphilis, le mariage d'un syphilitique sera interdit pendant les quatre premières années de sa syphilis et pendant les dix-huit mois qui suivront toute éruption de plaques syphilitiques.

C'est à peu près dans les mêmes termes que M. Fournier formule le précepte, c'est aussi dans les mêmes limites de temps qu'il le renferme.

Je n'ignore pas que quelques auteurs, frappés sans doute par des faits où l'infection de la femme a été le fait d'un mari ayant contracté la syphilis environ quatre ans auparavant, ont proposé de reculer systématiquement la limite en question à six ans ; je crois cependant que, dans les conditions strictes où je viens de la formuler, c'est-à-dire avec une période d'intégrité de dix-huit mois au moins, la limite de quatre ans est suffisante : je n'ai observé jusqu'ici aucun fait de nature à me la faire modifier et l'autorité de M. Fournier est suffisante pour calmer bien des appréhensions.

Cette solution, sans avoir ni la prétention ni même le désir de constituer un moyen terme, concilie, je pense, tous les intérêts et tous les devoirs : intérêt du syphilitique auquel le mariage ne peut demeurer toujours interdit, intérêt de la Société dont les membres propres à la procréation d'enfants bien portants ne doivent pas être écartés du mariage, devoir du syphilitique de ne pas infecter une femme, devoir du médecin qui est le protecteur et le conseil de tous.

Le risque « procréation d'enfants syphilitiques ou d'enfants entachés de syphilis (1) » est, jusqu'à un certain point, solidaire du risque « contamination de la femme ». En effet, une femme restée saine peut être infectée par l'enfant syphilitique qu'elle a conçu d'un père syphilitique ; c'est la syphilis par conception de Diday et de Fournier, mode d'infection très compréhensible théoriquement, mais dont la démonstration est presque impossible à donner dans un cas donné particulier. Bien que les auteurs contemporains acceptent trop complaisamment la fréquence de la syphilis par conception et que les difficultés de l'enquête sur l'origine des syphilis féminines la fassent souvent admettre trop aisément, la syphilis par conception ne semble pas discutable à l'heure actuelle.

(1) Je me sers avec intention de cette expression un peu vague « enfants entachés de syphilis » pour désigner tous les enfants qui présentent quelque trouble dystrophique lié à la syphilis mais ne revêtant pas l'aspect de manifestation syphilitique, de lésions spécifiques. M. Fournier et plusieurs de ses élèves ont rapporté un grand nombre d'observations appartenant à ce groupe de faits très complexes. On y rencontre, en effet, à côté de malformations portant sur les différents organes et sur les divers tissus, des dystrophies générales entraînant le nanisme ou empêchant les enfants de se développer et de vivre, en les rendant incapables de résister aux diverses infections accidentelles, fréquentes dans le jeune âge. Ces faits sont encore à l'étude, un certain nombre d'entre eux ne méritent peut-être pas de rester classés parmi les méfaits de la syphilis. Il demeure néanmoins acquis que l'influence de la syphilis des parents sur la descendance ne se borne pas à la transmission en nature de l'infection et de la virulence syphilitique, qu'elle peut aussi être représentée par la production de troubles trophiques localisés ou généralisés, dont l'existence chez un enfant ne saurait être indifférente.

La solidarité n'est cependant pas absolue, car contagiosité directe de la syphilis et transmissibilité héréditaire ne sont pas deux termes adéquats et indissolublement liés l'un à l'autre : des syphilitiques en pleine évolution secondaire, en pleine éruption de syphilides, peuvent procréer des enfants qui seront et resteront indemnes de syphilis et même, pour le dire en passant, cela n'est pas propre à l'homme, car des femmes syphilitiques ayant eu au cours de leur grossesse des éruptions spécifiques généralisées et considérables peuvent donner le jour à des enfants indemnes de syphilis. Constatons le fait sans chercher à l'expliquer ; constatons également ce fait que des pères syphilitiques depuis de longues années, ne présentant plus de lésions syphilitiques apparentes, n'en ayant même jamais présenté de bien considérables, peuvent procréer des enfants hérédo-syphilitiques, dont la syphilis sera manifeste dès leur naissance ou dans les semaines suivantes.

De la dissociation entre le pouvoir de contagion directe et le pouvoir de transmission héréditaire du virus syphilitique, il pourrait résulter que le risque de transmission héréditaire exige des précautions autres que le risque de contagion de la femme.

Étudions donc les conditions dans lesquelles se fait la transmission héréditaire.

Ici encore, l'observation et l'empirisme peuvent seuls nous guider.

Observation et empirisme nous apprennent que la syphilis se transmet d'autant plus fréquemment par hérédité et sous une forme d'autant plus grave que l'infection du géniteur infecté — nous n'avons à raisonner ici que sur l'hypothèse du père seul infecté — est plus récente et qu'elle a été moins régulièrement et moins longtemps soignée. L'hérédité syphilitique s'atténue par le temps et par le mercure ; comme le dit M. Fournier (1), avec du mercure et du temps tout médecin peut faire d'un sujet syphilitique, sauf exceptions particulières et rares, un mari et un père non dangereux. L'influence héréditaire de la syphilis se traduit par des accidents qui suivent une échelle décroissante de gravité, au fur et à mesure que la syphilis du père est plus ancienne, et on voit les grossesses dont il est l'auteur aboutir successivement à des fausses couches de plus en plus tardives, puis à la naissance d'enfants infectés succombant rapidement, puis à celle d'enfants infectés susceptibles de vivre plus ou moins longtemps, finalement à celle d'enfants sains ou entachés seulement de stigmates non virulents.

De par l'observation clinique, il est à présumer qu'un enfant procréé plus de trois ans après le début de la syphilis par un père ayant subi un traitement mercuriel suffisant, c'est-à-dire un traitement de deux ans environ de durée, sera indemne de syphilis.

Nous retrouvons ici, pour ce qui concerne l'âge de la syphilis du père, les chiffres mêmes auxquels nous avons été conduits en étudiant le risque « contamination de la femme ». Nous n'aurons donc pas à modifier, du chef du risque de transmission héréditaire, la formule à laquelle nous nous étions arrêtés.

Mais un autre élément intervient, auquel la considération du risque contamination de la femme ne nous avait pas amenés à attacher grande importance, c'est l'intensité et la durée du traitement spécifique.

____

(1) A. FOURNIER. *L'hérédité syphilitique*, Paris, 1891, p. 143.

Cet élément prime ici, comme en ce qui regarde l'appréciation de la marche ultérieure de la syphilis chez le syphilitique lui-même, la considération de l'ancienneté de l'infection. Et même, peut-on ajouter, il la primera longtemps : prenons tel ou tel ménage syphilitique, dans lequel les grossesses se succèdent, et dans lequel les traitements alternent avec des suspensions de toute médication ; nous constaterons que les grossesses qui ont été précédées d'un traitement mercuriel ont donné un produit indemne de syphilis, que celles qui ont succédé à une période d'abstention médicamenteuse se terminent par la naissance d'enfants plus ou moins entachés de syphilis, si bien qu'à la naissance d'un enfant sain peut succéder la naissance d'un enfant syphilitique, si aucun traitement spécifique n'a préludé à la conception de celui-ci.

De ces faits, sur lesquels il a tout spécialement et avec infiniment de raison attiré l'attention, M. Fournier a tiré cette conclusion pratique, que le syphilitique, avant de songer à s'assurer un héritier, doit avoir subi un traitement antisyphilitique régulier, prolongé pendant trois à quatre années au moins, et que, si le traitement a été insuffisant, il devra le compléter par une cure préventive et préliminaire à la procréation de l'enfant : c'est là, suivant son expression, le traitement du père de famille.

Par trois voies différentes, en considérant successivement les conditions propres à assurer la santé et la survie du mari, la non-contamination de la femme, l'immunité des enfants à venir, nous arrivons donc à des résultats sensiblement concordants, non contradictoires en tout cas, et nous pouvons résumer dans la formule suivante les justifications à exiger d'un syphilitique, candidat au mariage :

Syphilis remontant à quatre ans au moins. — Absence complète d'accidents syphilitiques depuis dix-huit mois au moins. — Traitement régulier suivi pendant trois ans au moins, sans préjudice des justifications relatives à l'état de son système nerveux et à l'hygiène de ce système nerveux, justifications qui ont été précédemment énumérées et spécifiées (Voy. p. 85).

Pareilles justifications, le syphilitique les doit au médecin auquel il vient demander l'autorisation de se marier. S'il est loyal et s'il ne les peut donner, il attendra pour se marier d'être en mesure de les fournir.

Ces conditions, il est bon de le répéter ici, sont des conditions indispensables, suffisantes dans la grande majorité des cas. Elles permettent au médecin d'autoriser le mariage, elles ne sauraient lui permettre de le conseiller sans arrière-pensée aucune : elles sont, en effet, basées sur des faits d'observation, sur des conditions empiriques, non sur des lois pathologiques précises et sur des démonstrations expérimentales. Aussi, en accordant à son client l'autorisation de se marier, le médecin agira prudemment en lui faisant remarquer qu'il se trouve dans les conditions où les mariages se font sans danger pour la femme et pour la descendance, que toutes les chances sont réunies pour qu'il n'infecte pas l'une et ne compromette pas l'autre, mais que la certitude médicale n'est pas la certitude mathématique et que, plus il reculera son mariage, plus il diminuera le risque de rencontrer une exception à la règle, de contaminer sa femme ou d'avoir des enfants entachés de syphilis.

Je viens de dire que le client, s'il est loyal, attendra de remplir les conditions imposées par le médecin avant de se marier.

Or, il peut n'être pas loyal.

Pour rare qu'il soit, le type existe du syphilitique qui, au risque de contaminer une jeune femme, de faire son malheur, d'avoir des enfants héréditairement infectés, ne veut pas laisser échapper une occasion de faire un beau mariage, de ramasser une belle dot. La vanité, l'intérêt personnel, la nécessité d'éteindre des dettes criardes, de trouver le capital nécessaire pour acquérir une charge ou une part dans une affaire industrielle, tels sont les motifs qui font sombrer des consciences, éteignent des scrupules et conduisent au crime ; — car c'est bien un crime moral, encore que ce ne soit pas un crime qualifié par le Code, de risquer de donner la syphilis à celle qui vous accepte comme époux.

Beaucoup, qui ne le soupçonnaient pas en entrant dans le cabinet du médecin, l'apprendront de celui-ci. La démonstration du danger faite d'une manière catégorique et nette le leur fera comprendre. La crainte, évoquée à propos, de la contamination de la future épouse, du scandale qui en résultera, du divorce qui s'en suivra, de l'infection de l'enfant, des procès à soutenir, des indemnités à payer, des affronts à subir, sera pour d'autres, insensibles aux remords de conscience, le commencement de la sagesse. Avec les uns comme avec les autres, le médecin aura à faire vibrer toutes les cordes sensibles, à user de tous les arguments ; il parviendra à son but néanmoins, et les empêchera de poursuivre un projet insensé et néfaste ; il suppléera ainsi à un manque plus ou moins complet de loyauté.

Il se trouvera cependant des misérables auxquels tous ces arguments entassés ne suffiront pas. Ils ne veulent rien entendre, rien comprendre, ou plutôt ils entendent et ils comprennent, ils savaient et comprenaient déjà avant de venir demander avis au médecin : mais il rentre dans leur rôle de ne sembler ni entendre ni comprendre. Le projet qu'ils ont caressé, ils veulent le mettre à exécution et, quelles qu'en soient les conséquences, ils le mettront à exécution.

A de tels êtres le médecin est en droit d'exprimer son mépris, comme il était en devoir d'exposer toutes les conséquences possibles de leur entêtement. Le médecin peut les menacer des foudres de la loi ; ils savent que ces menaces seront vaines, ou que si la loi les frappe, ce sera plus tard, lorsque le « coup de la dot » sera joué, ils sont assez roués pour prendre leurs précautions et parer d'autres coups. Ils savent encore que le médecin ne les dénoncera pas : les romans et le théâtre leur ont appris que la loi les protège, en imposant au praticien l'obligation de ne pas révéler leur secret. Inutile donc de les menacer d'aller « tout dire» : ils auraient vite fait de rappeler le praticien au sentiment de la réalité, et de lui demander s'il est homme à méconnaître ses devoirs professionnels, peut-être de lui rappeler l'exemple de Delpech, assassiné par un client dont il n'avait pas respecté le secret.

Inutile donc de lutter avec de si vils personnages ; le médecin y perdrait son temps, sa dignité gagnera à rompre la conversation dès qu'il aura bien jugé de l'inanité de ses efforts.

Le projet de mariage concernant un syphilitique de sa clientèle met le médecin en présence non seulement de son client, mais encore de la famille dudit syphilitique ou de la famille dans laquelle il projette d'entrer; l'une ou l'autre vient souvent le trouver avec ou sans l'assentiment du client lui-même.

A tous et à chacun des émissaires qui l'aborderont, que va répondre le médecin?

Sa conduite lui est dictée par la loi: de par l'article 378 du Code pénal, il est tenu de respecter le secret professionnel. Dans un chapitre précédent, j'ai assez longuement étudié cette question pour n'avoir pas à y revenir.

En l'état actuel de la législation et de la jurisprudence, le médecin ne doit révéler à quiconque, et en particulier au père ou au futur beau-père d'un de ses clients, que ce client est atteint de syphilis.

Partant de là, un certain nombre de médecins croient, en toute conscience et de la meilleure foi du monde, que, s'ils ne peuvent révéler qu'un de leurs clients a eu la syphilis, ils peuvent du moins faire connaître, si on vient le leur demander, que tel autre de leurs clients n'a pas et n'a pas eu la syphilis. Ce faisant, ils ne trahissent, pensent-ils, aucun secret, puisque leur client n'a pas eu à leur faire l'aveu d'une syphilis qui n'existait pas et qu'ils n'en ont constaté aucun signe. On pourrait, à cela, répondre qu'il y a, en réalité, énoncé d'un fait négatif et révélation d'une circonstance également négative qui n'a été connue que dans l'exercice de la profession.

Mais surtout, car cela est plus grave, le médecin qui ne répond que quand il peut affirmer l'absence de la syphilis et qui se tait lorsqu'il aurait à faire connaître l'existence de la syphilis sera vite démasqué; quiconque aura intérêt à avoir un renseignement précis sur un de ses clients saura sans grand'peine qu'un refus de répondre opposé par lui équivaut à l'énoncé du diagnostic de syphilis : il n'aura pas révélé de secret en parlant, mais il en aura révélé un en se taisant; le résultat est le même.

En matière de syphilis, comme en matière de toute autre maladie, le conseil donné par M. Brouardel (1) de s'abstenir de toute réponse, qu'elle doive être positive ou négative, et mieux encore de couper court à la conversation avant qu'aucun nom n'ait été prononcé, est toujours de mise. A notre avis, le médecin ne doit jamais et sous aucun prétexte s'en écarter. Quelque pressantes que soient les démarches faites auprès de lui, il s'en tiendra toujours à cette réponse : « Je ne donne jamais de renseignements sur aucun de mes clients : vous pouvez vous enquérir, vous n'apprendrez jamais que j'en aie donné à qui que ce soit, ni de bons ni de mauvais. Donc, mon silence n'a aucune signification, ni bonne, ni mauvaise. »

Il est même des circonstances où le médecin ne doit pas faire connaître, ne doit pas reconnaître qu'il a donné des soins à telle ou telle personne qu'on lui désigne : un médecin, passant à tort ou à raison pour s'occuper spécialement de maladies vénériennes, donnerait à supposer que la personne en question avait des raisons sérieuses de s'adresser à lui s'il venait à dire qu'il l'a soignée; il agira donc prudemment en répondant à son interlocuteur qu'il ne fait jamais connaître le nom des personnes qui recourent à lui, qu'il l'ignore souvent, ne cherche jamais à le savoir, que, d'ailleurs, il ne peut empêcher quelqu'un de venir lui

____

(1) BROUARDEL, *Le secret médical*. Paris, 1893, p. 41.

demander un avis, un renseignement, voire même un conseil ou une consultation pour une maladie autre que la syphilis, que la présence d'une personne dans son cabinet de consultation ou sa présence à lui dans une maison ne signifie pas que cette personne soit syphilitique et que cette maison soit habitée par un syphilitique.

L'interlocuteur s'est-il muni d'une pièce en règle relevant le médecin de l'obligation du secret professionnel, le praticien n'a plus à redouter les rigueurs de la loi; cependant, il peut encore se demander si le malade a pesé toutes les conséquences de la révélation de ce secret, s'il connaît lui-même toute l'étendue de l'aveu que le médecin va faire en son nom, s'il n'a pas oublié même quelques accidents de sa syphilis, méconnu ou ignoré leur nature. Il est donc prudent, pour ne pas risquer de dépasser les limites du mandat librement consenti, de ne pas le remplir directement, de soumettre les termes de l'aveu à l'intéressé lui-même. A son interlocuteur, le médecin répondra, en conséquence, qu'il a pour règle de ne jamais fournir de vive voix des renseignements de ce genre, que l'intérêt de tous est qu'ils soient consignés par écrit, qu'il ne peut pas remettre directement une note de ce genre à un tiers, mais qu'il l'enverra à son client dans un court délai, et que le client se chargera de la faire tenir à la personne qui vient les demander en son nom. De la sorte, l'esprit et la lettre de la loi sont respectés, puisque le secret est divulgué non pas directement par son détenteur, mais par son possesseur lui-même, et ce dernier est mis à même de savoir exactement dans quels termes et dans quelles limites le médecin, son mandataire, s'est acquitté de sa mission. Inutile de dire que la note en question sera l'expression exacte de la vérité, sans exagération comme sans atténuation, et que, sans sacrifier la précision, elle aura tout avantage à être aussi concise que possible ; elle devra enfin être signée et datée, après avoir été rédigée sous forme de lettre.

En observant scrupuleusement les prescriptions de la loi, le médecin aura rempli un devoir professionnel. Et cependant, si son client est un syphilitique, il aura certainement des remords de se taire, de ne pas se porter au secours de la famille dans laquelle celui-ci va entrer, de ne pas protéger contre une contamination certaine ou simplement probable une innocente jeune femme, sa conscience se révoltera contre son impuissance qui lui paraîtra une lâcheté. Peut-être se dira-t-il, contrairement au conseil d'un éminent magistrat (1), qu'il est assez sûr de sa conscience pour pouvoir la mettre au-dessus de la loi, et, passant outre à l'observation de celle-ci, comptera, pour se justifier, sur l'excellence de ses intentions et le silence de la justice.

A tous égards, ce serait une fâcheuse inspiration : le magistrat, saisi d'une plainte en révélation de secret professionnel, émanât-elle d'un misérable, rendrait peut-être hommage au courage du médecin, mais ne serait pas moins forcé de le condamner.

Je comprends l'indignation d'un médecin en présence d'un syphilitique dont il ne peut empêcher le mariage, je partage ses sentiments de répulsion pour ce misérable, son impatience d'agir, mais je ne saurais trop l'engager à ne pas violer son secret.

(1) B. LACOMBE, *Le secret professionnel en médecine. Discours prononcé à l'audience solennelle de rentrée de la Cour de Bordeaux, le 16 octobre 1885. Bordeaux, 1885.*

Mon regretté collègue Juhel Rénoy (1) qui avait fait rompre le mariage d'un de ses clients syphilitiques, en déclarant au père de la fiancée, mandé par lui, que le mariage ne devait pas se faire, reconnaissait qu'une telle conduite ne se devait pas enseigner, qu'elle n'était bonne que pour les courageux. Je m'incline devant le sentiment qui la lui avait dictée, mais je considère ce courage comme excessif, je me fais une trop haute idée du rôle social du secret professionnel des médecins pour désirer que l'exemple de Juhel Rénoy soit suivi.

Est-ce à dire que le médecin ne doit rien tenter?

M. Brouardel (2), interrogé sur la santé d'un de ses clients qu'il savait syphilitique, a conseillé au père de la jeune fille qu'il demandait en mariage d'exiger que son futur gendre contractât une assurance sur la vie : la syphilis se traduisait par des accidents tellement apparents que le jeune homme en question n'osa affronter l'examen médical préliminaire à l'assurance.

Le subterfuge est légitime, car il s'agit là d'un conseil banal, que tout médecin, voire même toute personne étrangère à la médecine, pourrait donner à un père de famille. Il mérite d'être employé, mais encore faut-il que la syphilis soit récente ou s'exprime par des manifestations actuelles; sans quoi, elle passerait inaperçue du médecin examinateur de la compagnie d'assurances.

L'acceptation par une compagnie d'assurances est une manière de certificat de bonne santé actuelle.

Dans ces dernières années, la question s'est élargie : des médecins, effrayés par les progrès de la syphilis et

---

(1) Juhel Rénoy, *Vie professionnelle et devoirs du médecin*. Paris, 1892, p. 109.

(2) Brouardel, *Le secret médical*. Paris, 1893, p. 51.

de la blennorragie, et par leurs dangers pour le présent et l'avenir des familles, constatant d'autre part que les considérations relatives à la santé des futurs jouent un rôle trop effacé dans les préliminaires des mariages (1), ont tenté d'introduire dans les mœurs l'habitude de soumettre à un examen médical les candidats au mariage, de leur faire passer une sorte de revision, avec la sanction d'un certificat de santé.

Il y a dans cette tentative une belle part de préoccupation humanitaire et sociale. Il me semble cependant que sa réalisation ne serait pas sans difficultés. Est-ce le médecin de la famille qu'on chargera de cet examen ? S'il a été consulté par son jeune client pour tous ses accidents vénériens, ce sera parfait ; mais beaucoup de jeunes gens ont précisément pour habitude de s'adresser, lorsqu'ils sont ou se croient atteints de maladies vénériennes à un médecin qui ne les connaisse pas, le médecin de leur famille ignore donc leur passé génital ; comme la syphilis, même à sa période contagieuse, ne se traduit souvent par aucune lésion apparente, il lui faudra alors s'en rapporter aux déclarations de l'intéressé. Et si cet intéressé est décidé à tout risquer pour faire la conquête d'une dot, il ne reculera pas devant un mensonge ou une série de mensonges ! Si l'examen, comme le conseille Jullien (2) pour la constatation de l'aptitude des anciens blennorrhagiques au mariage, est fait par un médecin inconnu du malade, la même difficulté va se représenter.

Autant la certification de l'existence ou de la non-existence de la blennorragie aiguë et même chronique est possible, puisqu'elle repose exclusivement sur la présence ou l'absence d'une sécrétion palpable, dans

(1) CAZALIS, *La science et le mariage.* Paris, 1900.
(2) JULLIEN, *Blennorragie et mariage.* Paris, 1898.

laquelle le microscope révèle un microbe caractéristique, autant il est difficile de dire, en dehors de la période contagieuse, qu'un sujet a eu ou n'a pas eu la syphilis : c'est là une recherche à laquelle les syphiligraphes sont journellement obligés en présence de malades à antécédents douteux, incertains d'avoir eu un chancre, mettant cependant toute leur bonne volonté, parfois même toute leur volonté à guider le médecin; celui-ci n'en reste pas moins dans un embarras profond, faute d'un stigmate physique persistant, constant ou même simplement fréquent. Que serait-ce si l'expert médical en mariages se trouvait en présence d'un candidat qui ne lui fournirait que des renseignements sujets à caution ? Bien plus, des officines s'ouvriraient, ayant la spécialité de « certificats de santé » pour syphilitiques, à l'usage des syphilitiques sans scrupules.

Contre les bandits qui ne craignent pas d'apporter une syphilis active et virulente en marge de leur contrat de mariage, l'obligation du certificat médical sera sans action : ils y trouveront, à moins d'être porteurs de manifestations criardes, le moyen de se faire d'un médecin un complice inconscient.

Après ces critiques, je m'empresse d'ajouter que la mise à la mode de l'examen médical prématrimonial, du certificat de santé et de non-virulence syphilitique serait, si la réalisation en était possible, un excellent procédé de prophylaxie générale de la syphilis ; un certain nombre de jeunes gens, mal instruits des choses de la vérole, ne se sachant pas contagieux, seraient ainsi mis au courant, de la façon la plus nette, des dangers qu'ils courent et font courir; des contagions conjugales inconscientes seraient évitées, des enfants seraient mis à l'abri de l'hérédo-syphilis.

C'est en instruisant les pères de famille, en apprenant à ceux qui ont des filles à marier les dangers de la syphilis et sa fréquence que le médecin aura chance de réussir à faire pratiquer cet examen, d'écarter les syphilitiques du mariage. Lorsqu'un projet d'union présente quelques chances de réussir, il est d'usage que les deux chefs de famille se communiquent respectivement, par l'intermédiaire de leurs notaires, l'état de leurs fortunes ; pourquoi n'y joindraient-ils pas l'état de santé de leurs enfants, état dressé par la seule personne ayant la compétence nécessaire pour le faire, c'est-à-dire par leur médecin ? Je n'admets pas, pour ma part, le conciliabule entre les médecins des deux parties, autorisés par leurs commettants respectifs à se communiquer tous les renseignements nécessaires : je l'ai déjà expliqué, le commettant ne sait souvent pas au juste l'étendue du mandat qu'il décerne. Du moment où il est en possession de son « bordereau de santé », établi par son médecin, il en peut faire tel usage qui lui conviendra, et le médecin qui l'aura certifié n'est exposé à aucune récrimination. Si le bordereau renferme des valeurs douteuses ou mauvaises, le client n'en fera pas usage ; mais, que les médecins le sachent bien, cette révision prématrimoniale, la délivrance de ces certificats, leur ménageront force ennuis, force déboires, brouilles et difficultés avec les clients qui auront eu la malchance de prendre la syphilis, avec les parents de ces clients ; ils en viendront peut-être à regretter les errements actuels, et ne seront soutenus dans leur tâche souvent ingrate que par le sentiment des services rendus à la chose publique.

Quelques-uns ont été plus loin : il ne leur suffit pas que le médecin fournisse à la demande de ses clients les renseignements bons ou mauvais qu'il a recueillis sur sa santé : ils veulent que le médecin soit, par la loi, dans le cas particulier du syphilitique aspirant au mariage, dégagé du secret professionnel, qu'il puisse à tout venant se déclarant disposé à lui donner sa fille pour épouse, faire connaître que ledit client est atteint de syphilis.

De cette prétention, les motifs sont honorables ; je répète que dans la vie d'un médecin il est peu de circonstances plus pénibles que celles où il se reconnaît impuissant à empêcher l'union moralement coupable d'un syphilitique et d'une innocente créature ; j'admets, et je vais dans les pages suivantes le démontrer une fois de plus, que cette impuissance va compromettre la santé et les intérêts de cette créature, qu'elle va compromettre l'existence d'enfants auxquels elle pourrait donner le jour, la santé de ceux auxquels elle donnera le jour, j'admets que, par suite, des intérêts particuliers et même jusqu'à un certain point l'intérêt social sont en jeu (1).

Mais ces intérêts particuliers, cet intérêt général, à quoi et pourquoi sont-ils sacrifiés? A l'intérêt pécuniaire du misérable qui va infecter cette jeune fille et sa descendance? Cela est incontestable, et ce serait odieux et immoral, s'il n'y avait pas un autre intérêt.

Or, cet intérêt, supérieur et indéniable, est l'intérêt général bien compris. Supposons que, pour ce cas particulier, le secret cesse d'être imposé au médecin, la loi qui l'en relèvera ne sera point ignorée, elle sera connue

(1) J'ai déjà, au commencement de ce livre, dans le chapitre consacré au secret professionnel, montré les inconvénients qu'il y aurait, pour la Société, à relever le médecin de ce secret, dans le cas signalé ici. La question est assez importante pour que, au risque de répétitions, je développe encore ici les arguments contraires à cette mesure.

non seulement des médecins, des magistrats et de tous les auxiliaires de la justice, mais encore de ceux qui étudient les lois pour mieux leur échapper ou enseigner les moyens d'y échapper. Les mêmes personnages qui courent après les dots sans se soucier de contaminer une femme sauront qu'ils ne doivent plus compter sur la protection résultant du silence du médecin, ils se garderont bien de s'adresser à un praticien consciencieux dont ils auraient à redouter un jour le témoignage ; ils courront, à la moindre menace de chancre, vers quelque guérisseur interlope dont ils penseront pouvoir acheter le silence, ou bien encore, pour plus de sécurité, ils se soigneront eux-mêmes, ou ne se soigneront pas. D'autres, honnêtes mais timorés, s'imagineront que jamais ils ne pourront se marier s'ils ont été reconnus syphilitiques : ils s'abstiendront d'aller consulter pour un accident vénérien banal et, une fois guéris d'une balanite ou d'un herpès préputial, s'imagineront avoir eu la syphilis, craindront qu'un médecin ne la découvre et, finalement, ne se marieront pas. D'autres encore, atteints de syphilis bénigne, retenus par la crainte de confier leur secret à un médecin, ne se soigneront pas au début de leur maladie et, voyant les accidents disparaître complètement, resteront dans l'ignorance d'une maladie qu'ils ne manqueront pas de communiquer plus tard à leur femme. Plus d'un, enfin, qui a eu la syphilis plusieurs années auparavant, ne voudra pas s'exposer à ce que sa maladie soit connue dans son entourage, et restera célibataire par honte. Sans compter que le médecin aura grand'peine à se protéger contre les indiscrets qui, sous couvert d'un mariage en perspective, viendront provoquer ses confidences et en tireront des profits divers.

En somme, syphilis non traitées, contaminations syphilitiques inconscientes, augmentation du nombre des célibataires, diminution corrélative de la natalité, enfin chantages et compromis malpropres ou dangereux, voilà à quoi aboutirait une mesure, en apparence légitime et protectrice. Les inconvénients en seraient, et pour les individus et pour la Société, autrement nombreux et fréquents, souvent tout aussi graves que ceux qu'elle aurait eu la prétention de prévenir.

Elle protégerait un individu pour en frapper un autre aussi durement.

Gardons donc le secret professionnel intégral, même vis-à-vis des syphilitiques candidats au mariage. Mais tâchons de prévenir, par l'éducation des pères de famille et par des expédients honnêtes, les conséquences de notre silence dans quelques cas particulièrement douloureux et impressionnants.

Les questions soulevées par le projet de mariage d'un syphilitique ne sont pas moins embarrassantes lorsque le candidat syphilitique est une femme.

L'hypothèse est moins fréquente que la première; elle doit cependant être envisagée, car elle est parfois réalisée en pratique.

Une femme peut être devenue syphilitique par des modes divers : elle peut avoir eu des relations sexuelles en dehors du mariage, elle peut avoir été infectée par un premier mari dont elle est veuve ou divorcée, elle peut avoir été infectée par l'enfant conçu d'un père syphilitique (syphilis par conception), elle peut avoir été infectée par une voie extra-génitale quelconque, allaitement, contamination accidentelle : ce sont là autant de circonstances qui ont une influence non pas sur le conseil technique que lui doit le médecin, mais sur la manière dont ce conseil sera donné et présenté.

Le conseil technique, il est, pour quelques médecins, bien simple : une femme syphilitique ne doit pas se marier ni se remarier. Et de cette formule simpliste, la raison est, pour eux, très nette, c'est qu'une femme syphilitique risque toujours de voir ses enfants à venir atteints ou entachés de syphilis, et cela quelle que soit l'ancienneté de sa propre syphilis, et alors même qu'elle ne pourrait plus être contagieuse pour son mari ; on peut donc s'attendre, en cas de grossesse, aux conséquences terribles de la naissance d'un enfant hérédo-syphilitique, conséquences de tous ordres et tout aussi redoutables que si la syphilis provenait du père.

Que cette crainte soit souvent justifiée, cela n'est pas à nier. Qu'elle puisse se réaliser plus longtemps encore que si la syphilis était apportée dans le ménage par le mari, cela encore n'est pas à nier, mais qu'elle doive se prolonger pendant toute l'existence de la femme, il serait exagéré, à mon avis, de le soutenir.

La clinique montre en effet que, dans un ménage de syphilitiques (avec une *s*), les enfants sont de moins en moins exposés à naître syphilitiques à mesure que la syphilis des époux devient plus ancienne, qu'il arrive un moment où les grossesses se terminent par la naissance d'enfants sains : de cela, les exemples abondent. Ce qui est vrai d'un ménage de syphilitiques devra être plus vrai encore d'un ménage où la femme est seule syphilitique ; et, de fait, c'est ce qui arrive.

En poussant les choses aussi loin qu'il est légitime et utile de le faire, j'estime, après avoir compulsé un grand nombre d'observations, qu'on peut autoriser à se marier une femme dont la syphilis remonte à huit ans, qui n'a plus eu d'accidents syphilitiques (1) depuis au moins quatre ans et qui a subi un traitement spécifique suffisant, c'est-à-dire une mercurialisation de trois ans et demi à quatre ans de durée.

J'ajouterai que l'autorisation du mariage ne doit être donnée qu'à une condition : c'est que, dès le début des grossesses, la malade reprendra le traitement mercuriel et le continuera pendant la grossesse suivant les indications qui lui seront formulées.

Dans ces conditions, une femme syphilitique peut se marier : elle ne court pour ainsi dire, pratiquement, aucun risque. La sécurité sera plus grande encore, si, depuis son infection, elle a déjà eu un ou plusieurs enfants sains ou une série de grossesses dont les produits ont de moins en moins pâti de sa syphilis.

J'ai dit qu'à ces conditions le médecin pouvait consentir au mariage; je ne pense pas qu'il puisse le faire sans avoir nettement montré les inconvénients de l'union projetée, sans l'avoir même déconseillée en principe.

Sa cliente sait-elle qu'elle a eu la syphilis, il lui sera facile de lui expliquer les motifs de ce conseil, ou ceux de son interdiction, de lui montrer dans ce dernier cas qu'elle ne peut passer outre, par raison de conscience ou par raison d'intérêt bien compris.

(1) Je dis accidents syphilitiques et non pas seulement accidents syphilitiques contagieux, mais je m'empresse d'ajouter que je pose des principes aussi rigoureux parce qu'ici l'extrême prudence est nécessaire. Tous les médecins qui ont étudié l'hérédité syphilitique ont vu, comme moi, des femmes qui, immédiatement avant leur grossesse ou dans le cours même de leur grossesse, avaient présenté des manifestations indubitables de syphilis, donner le jour à des enfants sains, restant sains pendant toute leur existence.

Mais, précisément, les femmes qui reçoivent la syphilis de leur premier mari ou celles qui la prennent par voie accidentelle sont souvent laissées dans l'ignorance de leur maladie et dans l'inconscience du danger qu'elles présentent pour un mari sain. Que leur ignorance soit absolue ou relative, il faut au médecin beaucoup de diplomatie et de tact pour arriver à leur faire entendre qu'elles ne peuvent pas, qu'elles ne doivent pas se marier ou se remarier, sans cependant leur dire le vrai motif de cette abstention, sans révéler un secret dont il est détenteur.

En invoquant des maladies antérieures, des troubles utérins qui pendant quelques années rendraient une grossesse difficile ou dangereuse, en évoquant la possibilité de la transmission aux enfants de troubles constitutionnels — ici l'arthritisme et l'herpétisme ont beau jeu et bon dos — dont un traitement approprié et suffisamment prolongé amènera la disparition et empêchera la communication héréditaire, le médecin parviendra presque toujours à faire abandonner le projet de mariage.

S'il échouait, il lui resterait comme dernière ressource la possibilité de dire à cette femme ou de lui laisser clairement entendre qu'elle a la syphilis ; si elle a été contaminée accidentellement et s'il n'y a aucun secret à lui confier, une femme qui veut se marier est bien en droit de vouloir être mise au courant des véritables risques qu'elle apporterait dans le ménage. Si elle doit la syphilis à son mari décédé, — si elle en était divorcée, elle n'ignorerait rien, — le médecin, dont somme toute elle est bel et bien la cliente, est, je crois, en droit de lui dire de quelle maladie elle est atteinte, elle, sans avoir à lui faire connaître qu'elle a reçu la syphilis de son mari. Le médecin aurait-il quelque scrupule à dévoiler le secret d'un mort, quelque crainte de le laisser percer dans la conversation, comme il n'en doit pas moins protection et conseil à cette femme qui, je le répète, est sa cliente, il peut l'engager à consulter un autre médecin, en lui recommandant de faire connaître à cet autre médecin tels ou tels accidents qu'elle a elle-même constatés et qui éclaireront sa religion ; il peut même faire plus et mieux, aviser le médecin auquel il adresse sa cliente que celle-ci a présenté des accidents syphilitiques indubitables dont il le prie de faire connaître la nature à l'intéressée.

Ces situations délicates — j'en ai connu, et je ne les invente pas de toutes pièces — ne se produiraient pas si les femmes infectées par leur mari n'étaient pas laissées dans l'ignorance de la nature de leur maladie : je m'expliquerai plus loin sur les avantages qu'il y a pour le mari à ne pas dissimuler à sa femme qu'elle est infectée, et sur les conseils que le médecin, dans l'intérêt des ménages comme dans l'intérêt commun, doit donner en cas de contagion conjugale ; la situation à laquelle je fais allusion ici vient à l'appui de l'opinion que je soutiendrai alors.

CHAPITRE VI

LES FIANCÉS SYPHILITIQUES

Entourées ou non de pompe, rendues ou non officielles, les fiançailles créent entre les futurs conjoints un premier lien, représentent un engagement qui, selon les coutumes locales et les relations antérieures des deux familles, sera à plus ou moins long terme.

Dans cette période intermédiaire, la syphilis peut entrer en scène, se développer ou se dévoiler. Elle va, modifiant l'état d'une des deux parties en cause, d'un des deux risques du futur contrat, singulièrement en troubler la réalisation. Du notaire, le rôle de conseiller va passer au médecin, mais ce nouveau conseiller ne s'adresse qu'à une des parties, en personne et en particulier, il ne peut recourir qu'avec l'assentiment de cette partie à l'autorité de ceux qui stipuleraient pour elle au contrat de mariage, il a bien peu de chances d'être écouté.

Voyons dans quelles conditions va se produire son intervention.

Et d'abord, comment la syphilis fait-elle son entrée en scène?

De différentes manières.

C'est tantôt une syphilis plus ou moins ancienne, c'est-à-dire datant de quelques mois, méconnue jusque-là parce que latente ou mal caractérisée, qui se démasque inopinément par une manifestation banale, par des plaques muqueuses, des zones alopéciques du cuir chevelu ; venu sans méfiance chez le médecin pour le consulter au sujet de ce qu'il croit être une angine ou la pelade, le patient apprend qu'il a la syphilis : il est de bonne foi, rien ne pouvait la lui faire soupçonner, rien qu'un petit chancre dont il s'est à peine aperçu, qu'il ne pouvait deviner syphilitique, et s'il l'avait pu supposer il ne se serait pas laissé aller à se fiancer. Heureusement, il n'a pas attendu d'être marié pour consulter et être renseigné !

C'est d'autres fois une syphilis à son début : un chancre s'est développé depuis peu de jours ; le malade, effrayé de voir ce bobo, vient le montrer au médecin ; sa nature, dès maintenant, ne peut faire de doute.

Ce chancre — ceci révèle la psychologie génitale et morale de certains fiancés — peut s'être développé à une époque variable des fiançailles, et en un siège variable.

D'abord, il peut se montrer aux tout premiers temps des fiançailles, résulter d'un coït infectant accompli avant toute promesse, la veille par exemple d'une rupture avec l'ancienne maîtresse. Il est, en pareil cas, aussi inattendu qu'un coup de foudre ; comment ce fiancé aurait-il pu rien redouter de cette femme, comment surtout pouvait-il se douter au jour des fiançailles que le chancre est précédé d'une longue période d'incubation ?

Il peut se montrer à une époque plus avancée, voire à la veille du mariage, après la signature de contrat, — et cela je ne l'invente pas, — résultat non plus d'un coït antérieur aux fiançailles, mais d'un coït postérieur à celles-ci ; une ancienne maîtresse rencontrée par hasard, ou l'excitation qui suit le fameux dîner d'adieux à la vie de garçon, ou encore un impérieux besoin génital après une continence de durée inaccoutumée, et le fiancé a déjà préludé aux coups de canif dans le contrat.

Certains, plus prudents, ne se risquent pas à un coït dont ils savent les conséquences possibles, ils se contentent d'attouchements ou de manœuvres qu'ils croient sans danger, la syphilis ne pouvant, à leurs yeux, résulter que de rapports sexuels réguliers et complets ; leur chancre occupe quelquefois encore la verge, d'autres fois l'anus, la bouche ou le doigt. J'en demande pardon au lecteur, mais cela s'est vu, j'en pourrais citer des cas et dans tous les mondes !

Qu'à ces cas on ajoute ceux dans lesquels un fiancé ayant eu, quelques mois avant de songer au mariage, une syphilis bénigne et rapidement blanchie, vient tout à coup à se souvenir d'elle et à penser, après avoir pris l'avis de son notaire pour les questions d'intérêt, que celui de son médecin serait peut-être utile pour vider cette affaire de syphilis déjà vieille, qu'on y ajoute encore ceux ou le fiancé est amené chez son médecin, dans la période des fiançailles, par quelque réveil de ladite syphilis ! On verra que, d'une façon ou d'une autre, syphilis active et fiancé ont souvent affaire l'un à l'autre.

Je crois même bien que le médecin est tout aussi souvent consulté par les syphilitiques après les fiançailles qu'à l'époque où celles-ci ne sont encore qu'à l'état de projet.

Que le syphilitique fiancé lui pose ou non la question, le médecin n'a qu'une conduite à tenir : lui interdire le mariage.

La situation est plus poignante qu'en face d'un simple candidat au mariage. Il y a, comme je le disais plus haut, un engagement pris à terme plus ou moins long, je devrais dire qu'il y a souvent des engagements : la dot attendue a été, de la meilleure foi du monde, escomptée et a servi à son tour à gager des engagements pour une cession d'office ou de charge, une commandite industrielle, etc.

Le plus honnête homme du monde voudra, parce qu'il est honnête, les tenir. Or, pour les tenir, il lui faut se marier ; marié, il va se trouver obligé, sous peine d'injure grave à sa femme, de consommer le mariage, et, ce faisant, il va lui donner la syphilis, c'est-à-dire commettre une mauvaise action, ou plus exactement commettre un crime moral, en même temps que faire une injure grave à sa femme, au sens juridique du mot (Voy. le chapitre sur la syphilis et le divorce, p. 155).

Il y a là un dilemme qui peut risquer de faire sombrer la raison du fiancé, qui, de fait, l'a parfois fait sombrer et a causé plus d'un suicide.

Il appartient au médecin de résoudre la question, de montrer au malheureux que, dans sa situation, entre deux maux il faut choisir le moindre, ne pas commettre l'acte dont les conséquences sont, en réalité, irréparables, c'est-à-dire l'infection de celle à laquelle il veut donner son nom.

Donc, rompre le mariage, ou mieux le remettre d'abord, invoquer pour cela un prétexte plausible, une légère menace de tuberculose pulmonaire, un voyage devenu subitement nécessaire... gagner ainsi quelques semaines ou quelques mois ; ce temps sera occupé à se soigner et à résoudre les questions financières, à trouver des fonds ou à résilier les engagements pris vis-à-vis des tiers ; toutes ces questions, le jeune homme les étudiera avec son père qu'il doit sans tarder mettre au courant de son état. Après quelques semaines, la situation sera moins poignante, la solution sera plus facile ; on verra alors s'il faut définitivement abandonner l'idée de ce mariage, s'il est possible au contraire d'obtenir un sursis suffisant pour dépasser la période où le mariage est interdit, c'est-à-dire de remettre ce mariage à quatre ans au minimum à dater du début de l'infection.

Je raisonne ici dans l'hypothèse où le syphilitique est absolument loyal, de bonne foi, où il a trouvé dans son père un confident sûr, un conseiller éclairé et aussi scrupuleusement honnête que lui-même. Il m'est donc permis de signaler pour ce cas particulier une solution exceptionnelle, solution que le médecin n'est pas autorisé à conseiller, mais qu'il peut à la rigueur — je le répète, dans les conditions très étroites et très spéciales que je viens de définir — accepter s'il est en droit de compter que les conventions proposées seront fidèlement exécutées.

Cette solution est la suivante : le mariage sera célébré, mais non consommé ; ce sera, ce que l'on désigne encore sous le nom de *mariage blanc,* la vie commune et non le lit commun, à la condition de prendre toutes les précautions contre la contamination de la femme par une voie quelconque.

Pareille solution, pour ne pas devenir une cause de divorce, — la non-consommation du mariage étant, d'après la jurisprudence, une injure grave qui justifie le divorce et permet tant même l'annulation du mariage religieux, — doit être proposée avant le mariage et acceptée par la future épouse. Elle suppose donc de son côté non seulement une valeur morale peu commune, mais encore un sentiment d'estime singulièrement développé pour son fiancé : je ne la comprends guère en dehors des cas où les familles des deux futurs époux sont liées par une ancienne amitié et où le mariage était depuis longtemps résolu au moment où le fiancé prend la syphilis.

C'est dire combien le médecin sera rarement appelé à lui donner son assentiment. Je n'ai cependant pas, je prie le lecteur de le croire, écrit ces lignes pour le simple plaisir de forger une histoire et d'inventer une ligne de conduite inapplicable : je me suis trouvé deux fois déjà en présence de fiancés qui sont venus spontanément me demander si je les autoriserais à faire un mariage blanc aux conditions précitées ; sachant leur valeur morale, celle de la famille où ils allaient entrer, je n'ai pas cru devoir m'y opposer ; dans les deux cas, les conventions ont été scrupuleusement observées et dans l'un, après le terme imposé, est né un enfant absolument sain et resté sain.

Hors ces cas, il est de stricte prudence de n'autoriser le mariage qu'au bout du temps réglementaire, au terme de quatre ans de syphilis et de dix-huit mois d'intégrité dont nous avons au chapitre précédent reconnu la nécessité. Et, s'il craint de voir ses prescriptions transgressées, le médecin fera bien de les stipuler par écrit sur l'ordonnance même où il formulera le traitement pharmaceutique.

Il peut, en effet, se trouver en face d'un client de loyauté douteuse, voire même absolument déloyal, qui

ne voudra pas manquer l'occasion d'un « beau mariage »,
occasion trop rare et espoir depuis longtemps caressé,
sur lequel les plus beaux raisonnements n'auront pas
de prise.

Ce type du syphilitique coureur de dot, nous l'avons
déjà rencontré parmi les candidats au mariage ; il est
resté le même après les fiançailles, ne mérite pas plus
de pitié ; vis-à-vis de lui le médecin doit toujours
tenir la même conduite, lui dire nettement la vérité,
lui montrer qu'il va commettre un crime en se mariant,
et, s'il voit qu'il ne le convaincra pas, le congédier
brusquement, comme il congédierait un assassin.

Contre de pareils scélérats, le médecin est désarmé,
nous l'avons vu déjà au chapitre précédent : esclave du
secret médical, il ne peut aller crier leur triste impu-
dence, protéger la jeune fille qu'ils vont épouser. Plus
le mariage est proche, moins il y a de chances pour
qu'un heureux hasard le mette en contact avec la
famille de la fiancée, lui fournisse le moyen inattendu
et compatible avec l'observation du secret professionnel qui mettra celle-ci en garde contre le crime qui la
menace. Le mariage est décidé, on ne lui viendra plus
demander de renseignements, il n'aura plus à en refuser, il ne pourra plus user de l'expédient qui consiste
à suggérer au beau-père d'exiger que son gendre
contracte une assurance sur la vie. Il est donc l'impuissant témoin d'un acte qu'il réprouve et dont peut-être
il va dans quelques semaines se trouver à même de
connaître les conséquences.

Il lui faut se résigner à ce rôle passif.

Il est surtout une tentation que le médecin ne doit
jamais avoir, c'est de venir en aide à ce client, croyant

en même temps venir au secours de la femme qu'il va épouser, c'est de lui indiquer un moyen quelconque pour empêcher la contamination de la jeune femme dans le premier rapprochement. Jamais, alors même que le mariage serait imminent, qu'il devrait être célébré le jour même où le chancre est découvert, un médecin ne doit suivre le dangereux exemple de Diday (1), procurer à un syphilitique fiancé — lui laisser même supposer que quelqu'un pourrait lui procurer — la possibilité d'avoir avec sa femme un rapport non infectant (Diday n'en permettait qu'un et se refusait à recourir une autre fois au procédé en question) en recouvrant la surface du chancre d'un enduit protecteur en collodion.

Cette pratique doit être réprouvée non seulement parce qu'elle est d'une efficacité contestable, pour ne pas dire illusoire en tant que moyen d'occlusion de la surface chancreuse, mais encore et surtout parce que la complaisance du médecin pour son client serait un pas fait dans la voie éminemment dangereuse des concessions ; on n'imagine pas un homme qui a eu un unique rapport conjugal, alors qu'il est porteur d'une manifestation aussi apparente qu'un chancre et qui, pendant quatre ans pour le moins, n'a plus aucune relation avec sa femme, même après que les accidents sont éteints : avant qu'il soit longtemps, il aura repris la vie conjugale et contaminé sa femme, se persuadant à lui-même qu'il peut bien se passer du secours du médecin puisqu'il n'a plus de lésion suintante à enduire de collodion ; s'il ne risque pas l'essai sans en avoir référé au médecin, ce dernier ne pourra être plus rigoureux que le jour du mariage, il se laissera circon-

---

(1) P. DIDAY, *Le péril vénérien dans les familles*, Paris. 1881, p. 288.

venir, indiquera encore quelque mauvaise précaution à prendre et finalement autorisera à regret, mais autorisera, ce qu'il ne peut plus défendre.

En somme, en présence d'un fiancé syphilitique, le médecin n'aura qu'une règle de conduite, l'intransigeance, qu'un principe à formuler: abstiens-toi.

CHAPITRE VII

LA SYPHILIS DANS LE MARIAGE

Survenant au cours du mariage, ou constatée seulement après la consommation de celui-ci, la syphilis impose de nouveaux devoirs au médecin. Il ne s'agit plus pour lui, comme dans la syphilis prématrimoniale, d'une formule simple, facile à retenir, s'appliquant à peu près à tous les cas, dont il a seulement quelque peine à obtenir l'application par le principal intéressé ; il s'agit de situations très variées, très multiples, mettant en éveil sa sagacité et dans le dédale desquelles il a plus souvent à faire acte de diplomate qu'à user de procédés comminatoires.

Très variable est la façon dont le médecin prend contact avec un syphilitique marié, car très variables sont les conditions dans lesquelles ce syphilitique a pris la syphilis et en a soupçonné l'existence.

Ici encore, il nous faut envisager séparément la conduite à tenir suivant que le médecin est consulté par le mari ou par la femme : elle différera radicalement.

La syphilis de l'homme marié peut reconnaître des origines très différentes : elle peut être la suite et la continuation de la syphilis du jeune homme, elle peut être la syphilis du fiancé prolongée ou, plus exactement, retardée et ne se manifestant qu'après le mariage. Elle peut enfin avoir été contractée pendant le mariage, et alors elle est le plus souvent la conséquence de rapports sexuels extra-conjugaux ; parfois cependant, elle résulte d'une inoculation purement accidentelle et extra-génitale et, quelquefois aussi, elle a été contractée dans les rapports conjugaux, la femme étant syphilitique.

Ce simple énoncé montre que la conduite du médecin pourra être dirigée par le mode même de contamination ; son dernier terme montre que, dans les cas où l'origine de la syphilis n'est pas nettement établie par l'interrogatoire, il faudra être réservé dans l'exposé du diagnostic, des conditions de développement de la syphilis, et se rappeler que le mari peut porter, en son chancre, la preuve d'une infortune autre que celle qui consiste à avoir la syphilis.

La syphilis de l'homme marié peut être la suite et la continuation de la syphilis du jeune homme, ai-je dit plus haut.

Envisageons, en suivant l'ancienneté décroissante de l'infection, les diverses hypothèses qui peuvent en résulter.

L'infection remonte-t-elle à une époque déjà éloignée, se traduit-elle par des manifestations d'ordre tertiaire, dépourvues de tout caractère contagieux, ne présente-t-elle en un mot aucun danger ni pour l'épouse ni pour la descendance, elle ne commande, du fait de son existence chez un homme marié, aucune prescription spéciale : le médecin devra, bien entendu, faire connaître au malade la nature et la cause des accidents dont il est atteint, il lui prescrira un traitement aussi peu compromettant que possible dans sa forme et, si quelqu'une de ses prescriptions risque d'attirer l'attention de l'entourage immédiat et de provoquer des questions ou des allusions, il lui fera de suite observer que bien des maladies très diverses sont justiciables du mercure ou de l'iodure; il se gardera enfin, quoiqu'il arrive, de faire connaître à qui que ce soit dans l'entourage du malade, à moins d'y avoir été autorisé par celui-ci, que la syphilis est en cause.

La syphilis peut, au contraire, en être encore à la période dangereuse, voire même à la période ultra-contagieuse, à ses premières phases. Ou bien ce mari a eu la syphilis quelques mois auparavant, et, non instruit par le médecin qu'il a consulté de l'impossibilité où il était de se marier, ne constatant plus d'autre part aucune manifestation apparente après quelques semaines de traitement, il s'est marié sans demander avis; ou bien, il a eu quelque temps avant son mariage un chancre dont la nature a été méconnue par le médecin consulté et, ne voyant apparaître aucun accident secondaire, il s'est, de la meilleure foi du monde, fiancé et marié sans retourner demander un avis médical qui lui semblait inutile; ou bien encore, l'accident primitif a été si léger, si bénin d'apparence qu'il n'a pas songé à consulter, si passager qu'il n'en a pour ainsi dire pas eu le temps, et jamais il n'aurait pu, dans sa candeur, penser que cet accident fût un chancre; c'est seulement lorsqu'il vient consulter pour une alopécie en clairières, pour une angine persistante, qu'il se rappelle cet accident et en apprend la signification.

De ces syphilitiques inconscients, mariés par inadvertance si l'on peut ainsi dire, les exemples sont loin d'être rares, surtout dans la clientèle hospitalière.

Plus rares, on le comprend sans peine, sont les syphilis que j'ai appelées syphilis de fiancé retardées :

contractées dans le cours même des fiançailles, mais ne se manifestant, en raison de la durée de l'incubation du chancre, qu'après la célébration et la consommation du mariage, elles sont particulièrement dangereuses, le chancre pouvant être pris pour une écorchure banale à son début et n'empêchant pas les rapports sexuels à un moment où la jeune mariée est particulièrement apte et exposée à prendre la syphilis.

Quel que soit l'âge de ces syphilis prématrimoniales, qu'elles se traduisent seulement par un chancre ou qu'elles soient parvenues à la période secondaire, il suffit qu'elles en soient encore à la période contagieuse, à la période où elles sont transmissibles à la descendance, pour que la règle du médecin soit tracée.

Il faut, sans exception, sans compromission, interdire tout rapport sexuel (1) pendant toute la période où le mariage n'aurait pu être permis si le syphilitique, au lieu d'être marié, était fiancé — c'est-à-dire, nous l'avons vu plus haut, que quatre ans à partir du début de la syphilis, et dix-huit mois à partir de la cessation des derniers accidents syphilitiques, doivent s'être écoulés avant la reprise des rapports sexuels et que ceux-ci doivent être précédés d'un traitement mercuriel destiné à préserver de la syphilis le produit de la conception si celle-ci a lieu.

____

(1) La suspension prolongée des rapports sexuels est considérée par les tribunaux comme une injure grave, susceptible aux termes de l'article 231 du Code civil, de servir de base à un jugement de divorce. Mais il faut, pour qu'elle revête ce caractère, qu'elle soit volontaire, non motivée par une raison majeure ; les jurisconsultes et la jurisprudence (Tribunal de Versailles, 4 juillet 1883) admettent que, du moment où le mari s'abstient de remplir le devoir conjugal pour ne pas transmettre la syphilis à sa femme, il est excusable et le divorce ne peut être prononcé contre lui pour ce motif.

Certes, sur l'effet de cette prescription, il ne faut pas se leurrer outre mesure : peu d'hommes mariés l'observeront. Tout au moins faut-il leur en montrer la nécessité, leur faire voir le danger qu'ils courent d'infecter leur femme, reculer ainsi dans des proportions considérables le moment où ils pourront songer à la possibilité d'une grossesse, leur laisser seulement entrevoir que, s'ils se soignent très régulièrement, la durée de cette quarantaine pourra être quelque peu raccourcie.

La suspension absolue des rapports sexuels n'est même pas suffisante en pareil cas pour préserver la femme de la contagion de la syphilis : le médecin devra conseiller au mari syphilitique, en période contagieuse, de ne pas partager le lit de sa femme, qu'il pourrait contaminer par des attouchements inconscients, par des embrassements, etc.

Il est relativement facile de prouver à un mari la nécessité de ces prescriptions, leur capitale importance, l'intérêt qu'il a à les prendre et pour lui et pour sa femme. Il est plus difficile d'obtenir qu'il les prenne et surtout qu'il les fasse accepter par sa femme et plus encore s'il s'agit d'une jeune mariée qui ne manquera pas d'en référer à sa mère et de se renseigner sur cette anomalie de l'existence conjugale.

Il importe donc de lui montrer que son intérêt bien compris est en somme de les mettre en pratique; que, s'il infecte sa femme, le scandale sera plus grand encore que de faire lit séparé; que la brouille sera plus imminente encore; qu'il s'expose à une instance en divorce si sa femme est mal conseillée; qu'il sera, de plus, exposé à avoir des enfants syphilitiques et qu'en somme, ce sera, suivant le dicton, reculer pour mieux sauter.

Il prétextera donc, pour excuser la suspension des rapports sexuels, d'une indisposition quelconque, d'un soupçon de grossesse, et, pour faire lit à part, d'un mal de gorge, d'un malaise ; il gagnera ainsi du temps et pourra utiliser ce temps à préparer ses plans.

D'après mon expérience, et j'y reviendrai à plusieurs reprises dans le cours de ce chapitre, ce qu'il y a de plus habile de la part d'un mari syphilitique est d'avouer : s'il n'avoue pas, il est obligé de se cacher pour consulter, de se cacher pour se soigner, d'inventer mensonges sur mensonges pour expliquer les successifs accidents de sa syphilis, il se perd dans ce tissu de mensonges, se fait prendre quelque jour en flagrant délit et n'en paraît que plus coupable ; si, au contraire, il avoue, les précautions et le traitement deviennent plus faciles, l'existence toute entière est simplifiée, la femme, au lieu d'être une adversaire, peut devenir une confidente, qui le défend contre les autres et le protège contre les indiscrétions.

L'aveu est, j'en conviens, plus difficile à faire accepter par une jeune mariée, plus difficile à provoquer de la part d'un jeune marié, qui n'a pas encore eu le temps de gagner la confiance de sa compagne, qui ne sait comment celle-ci recevra une confidence à laquelle son éducation ne la prépare peut-être pas et dont, peut-être, elle va s'empresser d'aller faire part à sa mère. Il y a ici une situation complexe, encore mal assurée, mal définie ; le médecin ne peut à lui seul trancher la question, mais il peut se permettre de donner des conseils généraux et de proposer des arguments qui en facilitent la solution.

Le cas n'est pas pendable, fera-t-il observer : le jeune homme ignorait, en se mariant, qu'il fût contagieux, ou même qu'il fût malade; cette maladie se transmet le plus souvent dans les rapports sexuels, mais elle peut aussi se transmettre par des contacts accidentels, par les contacts les plus innocents; si donc le mari ne veut pas avouer qu'il a pris la maladie d'une maîtresse ou d'une liaison accidentelle, il peut forger une histoire de syphilis extra-génitale pour l'édification de laquelle le médecin le documentera; le mari, en faisant son aveu, aura soin d'atténuer les dangers de la maladie, les dangers de contagion, tout en les laissant entrevoir. Pour arrêter les termes de cet aveu, — la chose est d'importance, — il fera bien de demander avis à son père qu'il aura mis en toute confiance au courant de la situation et qui est encore ici son plus sûr confident et son plus fidèle conseiller. Suivant les circonstances, suivant les relations antérieures au mariage, suivant les caractères et les tendances morales, suivant la confiance que les époux ont déjà l'un pour l'autre, le mari engagera ou non sa femme à mettre ses parents dans la confidence, fera ou non auprès d'eux une démarche; mais, sur ce point, il faut être particulièrement réservé, tant que la femme n'est pas infectée.

Ce sont là conseils et simples conseils que le médecin peut et doit donner à son client, pour l'aider à sauver une situation qui risque de devenir grave; une fois qu'il les a donnés, le médecin n'a pas à les renouveler, ni à y insister : libre au client de ne pas les suivre et de ne pas profiter de l'expérience de ceux qui ont vu de nombreuses fois les inconvénients du silence et de la dissimulation !

Il est un autre conseil que le médecin doit donner à son client, et celui-ci impérieusement, c'est de surveiller la santé de sa femme, de la faire examiner par un médecin au moindre symptôme suspect, voire même de provoquer un examen médical s'il n'existe aucun symptôme fonctionnel apparent; c'est, en outre, si sa femme est actuellement enceinte, de la faire soumettre dès maintenant à un traitement spécifique, qu'elle présente ou non des traces d'infection syphilitique.

Ce dernier point ne saurait faire de doute : bien que la transmission de la syphilis par conception se fasse, à mon avis, beaucoup moins fréquemment que ne l'admettent quelques auteurs, la contamination de la mère par un fœtus issu d'un père syphilitique ne peut être niée : ne se fît-elle pas, il n'en resterait pas moins la possibilité pour l'enfant de naître syphilitique d'un père syphilitique lui-même, et, encore une fois, la nécessité de traiter la mère pendant sa grossesse, ce qui est le seul moyen de traiter le fœtus.

Enceinte ou non, la femme de notre syphilitique présente des manifestations spécifiques. De ce fait, il n'y a plus lieu de formuler une des prescriptions primordiales que nous avions à imposer au malade, celle de faire lit à part, de prendre les précautions nécessaires pour éviter de contaminer sa femme. Simplifié sur ce point, lequel peut paraître capital à certains maris au point de vue du qu'en dira-t-on, le problème reste entier sur tous les autres points : il y a toujours intérêt à avouer, il y a même intérêt encore plus grand à avouer, parce qu'il va falloir traiter cette femme et qu'il est quelque peu immoral de mercurialiser une femme en lui cachant pourquoi on la mercusialise, et plus encore en lui cachant qu'on la mercurialise. Je reviendrai sur ce point en parlant de la conduite à tenir dans le cas où le mari a contracté la syphilis pendant le mariage.

La syphilis contractée au cours du mariage par le mari, dans des aventures extra-conjugales habituelles ou accidentelles, est chose fréquente, beaucoup plus fréquente que la syphilis du jeune homme ou du fiancé se prolongeant après le mariage.

Les maris atteints de syphilis extra-conjugale sont ou bien des hommes coutumiers de relations extra-conjugales, qui ont trop d'occasions de prendre la syphilis pour se tenir constamment sur leurs gardes; ou bien les victimes d'une relation passagère (au cours d'une maladie de leur femme, d'un voyage, d'une période d'instruction militaire, à la suite d'un joyeux festin, etc.), dont le souvenir n'est pas perdu et dont les conséquences possibles n'ont pas cessé de les inquiéter. Les premiers, s'ils ont continué d'avoir des relations conjugales régulières, infectent leur femme peu après l'apparition du chancre auquel ils n'ont d'abord guère prêté attention; les seconds, se tenant constamment en observation, s'inquiètent à la première alerte, suspendent tout rapport conjugal et viennent généralement consulter le médecin avant d'avoir contaminé leur femme.

Des uns et des autres, le médecin reçoit en général et, sinon, provoque presque toujours facilement la confidence de l'origine de la syphilis; s'il ne l'obtient pas péremptoire, il soupçonnera la vérité à des réticences, à des explications embarrassées et ne tardera pas à être fixé sur la moralité de son client.

Quelle que soit cette moralité, il ne doit pas moins protection et conseil; son devoir est, en tout cas, de conseiller les moyens propres à conserver ou à rétablir la paix d'un ménage dont le malheur est peut-être encore réparable.

Comme au jeune marié victime d'une syphilis remontant à la période prématrimoniale, il formulera la nécessité de suspendre les relations conjugales pendant un temps suffisant, d'éviter tout contact dangereux, il montrera la sécurité incomparablement plus grande que donnerait la séparation des lits. Ici, il y a depuis plus ou moins longtemps véritable possession d'état, il y a des habitudes plus ou moins anciennes, plus ou moins régulières, des besoins réciproques plus ou moins impérieux, et le mari manque rarement de se récrier qu'il ne pourra jamais, malgré toute sa bonne volonté, observer longtemps la prescription. Elle n'en doit pas moins être nettement exprimée et le médecin ne doit admettre aucune exception, aucun subterfuge : si le malade y recourt, ce sera à ses risques et périls, sous sa responsabilité et sans l'assentiment du médecin ; le danger est, pendant toute la période contagieuse, trop grand pour que le médecin puisse se faire le complice d'une contamination presque fatale.

La suspension des rapports conjugaux sera en général assez facilement obtenue pour un temps limité ; sous un prétexte quelconque, indisposition, fatigue ou autre ; sa prolongation pendant des mois, ou plus exactement des années, est plus difficile à réaliser.

Pour y atteindre, sans qu'elle éveille des soupçons trop faciles à concevoir et à confirmer, le malade aura souvent tout intérêt à en faire connaître, sans tarder outre mesure, le vrai motif, à avouer à sa femme qu'il est atteint de syphilis.

Il ne s'agit plus ici d'une jeune mariée, avec laquelle les conversations de ce genre sont particulièrement délicates, mais d'une femme ayant déjà quelque notion de l'existence des maladies contagieuses d'origine sexuelle; de plus, le mari la connaît mieux, sait comment elle est susceptible d'envisager ces questions, conçoit sur quel terrain il peut porter la conversation, comment il peut l'engager, soupçonne comment elle sera acceptée. C'est à lui seul à juger de la manière dont il procédera.

Il est des femmes qui acceptent sans difficulté l'idée que leur mari ait une maîtresse; elles ne peuvent s'étonner qu'il en ait reçu la syphilis. Il en est qui pardonneront sans grand'peine une infidélité dont leur mari est déjà assez puni par la maladie, et qui ne lui pardonneraient pas de les avoir infectées par imprudence. Il en est d'autres qui accepteront par résignation la preuve de l'infidélité de leur mari, mais voudront avoir, aux yeux de celui-ci et à leurs propres yeux, un semblant d'excuse à leur pardon, qui tiendront à laisser l'illusion qu'elles ne se croient pas délaissées, et auxquelles il faudra permettre d'admettre que cette syphilis n'est pas d'origine sexuelle. Il en est encore qui ne pardonneraient jamais à leur mari d'avoir été prendre la syphilis d'une autre femme, et auxquelles il faut de toute nécessité faire croire qu'elle est d'origine extra-génitale et purement accidentelle.

Aux premières, le mari fera l'aveu complet, et ce sera pour lui la meilleure manière d'obtenir le pardon.

Aux dernières, il fera savoir et comprendre de quelle maladie il est atteint, mais expliquera son développement par une contamination accidentelle, et le médecin pourra l'aider à bâtir le roman d'une contagion extra-génitale, par un siège de cabinets d'aisances, une fourchette mal lavée, des draps d'hôtel, etc. Il est, d'ailleurs, des cas de syphilis dans le mariage où la contamination est purement accidentelle : chaque médecin en connaît et peut au besoin en inventer s'il est, après l'aveu, interrogé par la femme de son client sur la maladie de celui-ci.

Il y a, je l'ai déjà dit et j'y reviens, un intérêt capital pour le mari à ce que sa femme sache de quelle maladie il est atteint : elle se mettra d'elle-même en garde contre l'infection, en évitera les divers modes, protégera son entourage contre les causes de contamination, protégera son mari contre les indiscrétions et, rendant hommage au sentiment de confiance qui lui a dicté l'aveu, elle lui pardonnera sa faute, alors qu'elle la lui aurait reprochée vivement, qu'elle s'en serait peut-être fait un argument pour demander le divorce s'il lui avait caché sa maladie et si elle l'avait plus tard apprise fortuitement; l'aveu fait de la femme une alliée, parfois fière d'avoir pardonné, le silence en fait souvent une ennemie ou augmente sa défiance. Sur ce point, mon expérience est absolument affirmative. La honte ou la crainte d'une explication qui est rarement bruyante ne doit pas compromettre la sécurité de l'avenir.

Que le conseil d'avouer paraisse ou non avoir chance d'être suivi, le médecin a encore à donner celui de surveiller la santé de la femme, de provoquer un examen médical circonstancié : à moins qu'il n'y ait pas eu de rapports conjugaux depuis la première apparition du chancre, il y a tout avantage à examiner les organes génitaux des femmes de maris syphilitiques;

des règles trop abondantes ou douloureuses, des
pertes blanches peuvent servir de prétexte à cet
examen qui fixera de suite un point important

Les précautions à prendre dans les circonstances
usuelles de la vie commune sont, en effet, moins rigoureuses si la femme est infectée ; par contre, la question
des aveux, dont la solution pourrait être différée si la
femme est indemne, se posera plus impérieuse dès
qu'elle sera reconnue malade.

J'ai déjà dit qu'un mari pouvait prendre la syphilis
d'une manière accidentelle, par la voie extra-génitale,
sans qu'il y ait à suspecter un contact sexuel. En pareil
cas, la contamination ne peut le plus souvent pas être
soupçonnée, l'accident initial est très fréquemment
méconnu, la syphilis est diagnostiquée à la vue d'accidents secondaires qui remontent souvent à un temps
assez long et, le plus généralement, la femme est déjà
infectée lorsque la syphilis du mari est reconnue.

En pareil cas moins que jamais, le malade ne doit pas
dissimuler à sa femme la nature de sa maladie. Il
doit, dès le diagnostic posé, le lui faire connaître ;
attendre serait une faute : les réticences, les tentatives
de dissimulation donneraient à supposer à la femme que
son mari a des raisons de lui laisser ignorer de quelle
maladie il est atteint, elle en induirait presque fatalement et avec une grande apparence de raison que cette
maladie a une origine inavouable.

Le médecin pourra d'ailleurs, sur la demande du
malade, expliquer à sa femme l'origine de sa maladie,
et il puisera dans sa conviction scientifique une force
plus grande pour lui démontrer qu'elle n'a pas de reproches à faire à son mari, que celui-ci a eu le grand

malheur de contracter la syphilis dans des conditions tout à fait accidentelles, que précisément parce qu'il s'agissait d'une contamination accidentelle il ne pouvait la soupçonner, et que son ignorance, parfaitement justifiable, a été la cause pour laquelle très inconsciemment il l'a à son tour contaminée, que cet enchaînement de circonstances est précisément la preuve qu'il n'a rien à se reprocher, n'ayant rien redouté et ne pouvant rien redouter.

Le mari qui prend la syphilis de sa femme n'est pas un mythe. Il a spécialement droit à toute la compassion du médecin, parce que, prise dans ces conditions, la syphilis est un malheur qui généralement (1) n'arrive pas seul.

L'interrogatoire du malade a mis, presque toujours, le médecin en garde contre les difficultés de cette situation particulière, a révélé l'inconscience du personnage, sa crédulité.

Sans abuser outre mesure de cette dernière, il faut savoir en user et, loin de jouer le rôle de l' « ami dévoué » qui dévoile tous les malheurs, en profiter pour les dissimuler. C'est en pareil cas qu'il faut, avec conviction, accuser le contact de la partie malade avec un objet inanimé souillé de pus syphilitique, le siège des cabinets d'aisance d'un hôtel, par exemple, qu'il faut chercher, dans des déplacements ou dans des circonstances accessoires, une explication qui soit facile

(1) Je dis généralement, car on peut voir, et j'ai vu des maris prendre la syphilis de leur femme, veuve d'un premier mari syphilitique, ou de leur femme ayant eu avant le mariage une syphilis d'origine inconnue, mais certainement extra-génitale. De même, des nourrices, infectées par leur nourrisson hérédo-syphilitique, peuvent contaminer leur mari.

à accepter. Et, pour terminer, le médecin conseillera, pour éviter de contaminer la femme et ne pas l'exposer à une grossesse dont le produit serait infecté, la suspension absolue des rapports sexuels, suspension qui, de la part de la femme, sera certainement subie sans difficultés.

La syphilis des femmes mariées réserve au médecin des difficultés multiples sur lesquelles il doit être éclairé et dont la solution mettra à l'épreuve sa patience, son tact et son habileté diplomatique.

Les difficultés commencent dès la première consultation, pour se poursuivre pendant un temps souvent fort long. Dès cette première consultation, une parole imprudente, une question mal posée peuvent compromettre la paix d'un ménage, ou tout au moins affaiblir la confiance de la cliente dans son médecin.

Dès les premières phases de l'interrogatoire, le médecin doit entrevoir toutes les difficultés, toutes les faces du problème et déjà en résoudre plus d'une.

Cette cliente, qui vient seule le consulter, qu'il n'a jamais vue auparavant, le médecin ignore qui elle est, quel est son état civil, et il lui importe beaucoup de le connaître : la tenue, le langage, la manière d'engager la conversation peuvent mettre le médecin sur ses gardes, et bientôt il sera fixé par une phrase, par un mot prononcé spontanément ou adroitement provoqué plutôt que venu sur une interrogation directe.

Une autre question préjudicielle se pose : la malade ignore-t-elle ou soupçonne-t-elle le nom et la nature de la maladie dont elle est atteinte? Il faut que le médecin le devine, et qu'en tout cas il ne dise un mot, ne pose une question qui puisse éveiller l'attention si la malade est inconsciente, confirmer ses soupçons si elle est sur la voie de la vérité; il faut, pour cela, du tact et de la réflexion.

Les choses sont plus simples si, au lieu de se trouver en face d'une inconnue, le médecin est consulté par une de ses clientes habituelles, dont il sait les roueries ou l'insouciance, dont il peut soupçonner les malheurs conjugaux ou l'inconstance.

Le premier examen ou l'interrogatoire plus poussé ont fait constater l'existence de la syphilis, d'une syphilis indubitable, en pleine période secondaire et contagieuse. Suivant toute apparence, cette syphilis est d'origine conjugale, elle a été communiquée par le mari.

Le médecin va-t-il formuler par écrit le traitement approprié et remettre l'ordonnance à sa malade? Certes, il est dans son droit d'agir ainsi, puisqu'il est consulté par cette femme, qu'il lui doit un traitement, et, s'il ajoute à cette ordonnance des conseils d'hygiène et de prophylaxie, il aura fait tout ce qu'il fait pour la généralité de ses clients syphilitiques. Et cependant, en agissant suivant son droit, il aura méconnu ce qui est son devoir.

En effet, munie de son ordonnance, cette femme syphilitique va la faire exécuter par son pharmacien, peut-être faire chercher les médicaments par un domestique et chacun saura, dans l'officine du pharmacien et parmi ses gens à elle, qu'elle a la syphilis. Il faudra donc, tout au moins, la prévenir que l'ordonnance en question est de celles qu'il ne faut pas laisser traîner, que les médicaments sont de ceux dont on n'avoue pas l'usage à ses amis et connaissances; ce sera lui dire qu'elle a la syphilis et, par déduction logique et formelle, que son mari la lui a donnée. Le médecin aura donc été, vis-à-vis de la femme, le dénonciateur de son mari.

C'est là un rôle qui ne lui appartient pas, d'abord parce que la dénonciation, même voilée, n'est pas dans les habitudes du médecin, ensuite parce que, dans le cas présent, il y a un intérêt majeur à ce que la femme ne soit pas mise d'emblée, sans préparation et sans explication contradictoire, au fait de la situation.

Certes, les partisans de l'égalité absolue des deux sexes trouveront que cette manière d'agir, qui est traditionnelle en médecine et qui n'est sans doute pas près d'être abandonnée, consacre pour l'homme un privilège exorbitant; ils prétendront que, puisqu'on fait bien savoir au premier homme venu qu'il a la syphilis sans se méfier qu'il a pu la recevoir de sa femme, on peut bien faire connaître à une femme qu'elle a la syphilis, même l'eût-elle prise de son mari. Raisonnement inexact puisqu'il doit, au contraire, être de règle de dissimuler l'origine de la syphilis aux hommes qui ont été contaminés par leur femme.

Ces protestations, comme beaucoup de celles qui sont élevées par l'école en question, ne tiennent pas compte des différences qui existent entre la situation d'une femme syphilitique et celle d'un mari syphilitique; elles ne tiennent pas compte de l'éducation différente des deux sexes en matière de maladies vénériennes; elles ne tiennent pas compte surtout des conditions sociales spéciales à la femme.

Une femme qui apprend brusquement qu'elle a été infectée de syphilis par son mari ne serait certes pas souvent tentée, comme le mari qui apprend l'infidélité de sa femme, d'aller tuer l'infidèle d'un coup de pistolet ; mais elle aurait vite résolu de se séparer de lui ou de divorcer, elle ne sortirait peut-être du cabinet du médecin que pour courir chez son avoué, engager une procédure immédiate ; elle se livrerait tout au moins à des récriminations dictées par une trop légitime susceptibilité, et le bonheur du ménage serait définitivement et inéluctablement troublé : elle serait, autant et peut-être plus que son mari, la victime de sa propre exaspération.

Écartez, reculez ce choc, évitez les effets irrémédiables d'une révélation subite, des conseils imprudents donnés par l'entourage au moment de ce choc, atténuez habilement la secousse morale par une explication et tout pourra s'arranger : le ménage jouira d'une paix plus ou moins complète, tout au moins la justice n'aura pas été saisie, l'opinion publique n'aura pas été en éveil, la tranquillité et l'avenir des enfants ne seront pas compromis.

Voilà tout ce que le médecin doit entrevoir avant de formuler un traitement, de donner un conseil, de conclure sur un diagnostic.

Il s'abstiendra donc de remettre une prescription pharmaceutique qui puisse être révélatrice, il se contentera d'une ordonnance très banale cadrant avec le siège des accidents pour lesquels il aura été consulté ; il indiquera, sans s'y appesantir outre mesure, la nécessité de prendre quelques précautions pour éviter la contagion des accidents buccaux ou pharyngiens ; mais surtout il insistera sur la nécessité de revoir la malade au bout de quelques jours pour être fixé sur la nature un peu douteuse des accidents actuels ou pour juger de l'efficacité du traitement prescrit.

Et cela n'est pas tout, et cela n'est même pas le principal. Son objectif devra être de prendre contact avec le mari. S'il le connaît, s'il a pu dans la conversation surprendre une indication positive, il le convoquera; s'il n'a pu obtenir de sa cliente son nom et son adresse, il ne la laissera pas partir sans avoir trouvé un prétexte pour qu'elle revienne le voir avec son mari ou pour qu'elle lui envoie celui-ci. Pour cela tous les prétextes sont bons, pourvu qu'ils soient acceptables et qu'ils ne semblent pas dictés par le désir de demander au mari des renseignements sur sa santé; un de ceux que l'on peut invoquer le plus facilement est la nécessité de donner au mari des instructions précises sur le procédé d'application d'un traitement topique sur la gorge ou quelque autre organe intéressé par la maladie.

Si, par extraordinaire, le mari a assisté à la consultation, le médecin profitera d'un moment d'inattention de la femme ou du passage dans l'ouverture d'une porte pour lui glisser à l'oreille l'injonction formelle de venir lui parler en dehors de la présence de sa femme.

Donc, sur invitation directe, sur demande transmise par la femme, quelquefois même spontanément et parce qu'il soupçonne la nature des accidents pour lesquels sa femme est venue consulter, le mari se présente au médecin.

Un interrogatoire sommaire ou des aveux spontanés confirment rapidement ce que celui-ci a soupçonné, à savoir l'origine conjugale de la syphilis de la femme et l'origine extra-conjugale de la syphilis du mari.

Après avoir fait connaître au mari qu'il a constaté chez sa femme des signes indubitables de syphilis, mais qu'il lui en a dissimulé jusqu'à présent la nature, le médecin lui exposera, s'il ne la connaît pas déjà, toute la gravité de la situation, la nécessité de soigner à la fois les deux conjoints pendant un temps fort long, la nécessité de ne pas exposer sa femme à une grossesse dont les conséquences ne pourraient manquer d'être déplorables.

Il lui déclarera qu'il est possible de traiter la femme par des préparations mercurielles sans éveiller outre mesure son attention, à une condition, c'est que lui, mari, s'y prête, qu'il aide sa femme à se traiter et qu'il est, lui médecin, prêt à en faciliter les moyens en attribuant à la maladie actuelle un caractère diathésique, un nom banal à déterminer ; mais, d'autre part, il s'empressera de montrer au mari toutes les difficultés de ce traitement long et assidu, toutes les difficultés de mensonges durant autant et plus longtemps que le traitement, toutes les inconséquences auxquelles ces mensonges le conduiront, l'impossibilité à peu près absolue de jouer pendant des années cette lamentable comédie. Il serait donc plus simple de faire connaître à la femme la maladie dont elle est atteinte, elle serait plus rassurée sur sa propre santé que si on lui fait une série de cachotteries ; il serait loyal aussi de ne pas dissimuler la nature des médicaments qui vont lui être donnés ; il serait, enfin, plus habile de lui faire savoir de suite la nature de cette maladie, plutôt que de lui laisser le soin de la deviner et la possibilité de la surprendre dans l'avenir.

En résumé, le conseil sera, comme pour tous les maris syphilitiques : avouer et soigner.

Ce conseil paraîtra à plus d'un mari impossible à suivre, pour les raisons qui ont déjà été rappelées plus haut (Voy. p. 130) ; le médecin leur montrera néanmoins les moyens de le mettre à exécution tout en ménageant leur amour-propre et, s'il est nécessaire, celui de leur femme, en voilant habilement l'origine première de l'infection.

Que le conseil soit ou non suivi, il faut, dans cet entretien avec le mari régler de concert une série de points sur lesquels l'accord doit être fait de suite et qui seront la base de la conduite à tenir vis-à-vis de la femme : thème pathologique sur la nature et sur l'origine de la maladie, sur l'état du mari, sur les motifs de la suspension des rapports conjugaux, voire même thème pathologique à l'usage des parents de la femme qui pourraient prendre inquiétude de sa santé, mode de traitement de la femme par voie buccale ou hypodermique, précautions à prendre pour la protection de l'entourage immédiat.

Sur ces divers points, le médecin édifiera complètement le mari, le mettra à même de jouer son rôle avec le moins de défaillances possibles. Désormais, mari et médecin sont alliés ou, si l'on veut, complices et ils ne doivent pas se contredire.

J'ai prononcé le mot de complice et j'y reviens. Il est certain qu'en acceptant de traiter une femme atteinte de syphilis sans lui faire connaître ni le nom ni la nature de cette maladie, sans lui faire connaître la nature des médicaments qu'on lui ordonne, plus encore en dissimulant sous une étiquette banale la véritable nature de cette maladie, le médecin commet une série de mensonges, que dans d'autres circonstances il considérerait comme indignes de lui et comme gravement répréhensibles.

La conduite cependant est, ici, justifiable, et cela pour plusieurs motifs.

D'abord, pour confirmer un diagnostic d'importance, il a été obligé de provoquer les confidences et les aveux du mari : il a ainsi lié partie avec lui et ne peut plus trahir son secret. Pour ne pas être engagé vis-à-vis du mari, il eût fallu qu'il le laissât hors de cause, mais alors c'était compromettre gravement les intérêts de la femme en exposant celle-ci à se lancer dans une procédure scabreuse.

En second lieu, cette règle de conduite, le médecin ne l'a acceptée qu'à son corps défendant, parce qu'il ne pouvait faire autrement, parce que le mari, devenu son commettant, n'a pas voulu, contre son propre intérêt bien compris, mettre ou laisser mettre sa femme au courant de la situation. Pour cette raison, le médecin agira prudemment en développant tous les arguments qui plaident en faveur de l'aveu ; il pourra même, s'il se trouve en présence de maris trop cyniques, être amené à leur faire connaître son avis par écrit, voire à rompre toute relation.

Enfin, il aura pour excuse que cette situation fausse ne se prolongera sans doute pas longtemps ; c'est, en effet un fait d'observation qu'une femme infectée par son mari, alors même que celui-ci a pris les précautions les plus minutieuses et les plus prolongées pour lui dissimuler la nature de sa maladie, arrive tôt ou tard à la soupçonner, et, l'ayant soupçonnée, à la connaître à moins qu'elle n'ait quelque raison pour reculer devant une démonstration formelle. Les exceptions à cette règle sont rares : les femmes qu'elles concernent font pendant aux maris infectés par leur femme sans le savoir ; on peut être sûr que, si elles avaient été averties qu'elles avaient la syphilis, elles n'auraient fait de l'avis qu'un profit médiocre ou, au contraire, en seraient venues de suite, par bêtise, aux conséquences les plus extrêmes et les plus fâcheuses pour elles-mêmes.

Il arrive parfois au médecin d'être consulté par une femme mariée qui soupçonne qu'elle est atteinte de syphilis et qui veut absolument et à tout prix être fixée sur la nature et la cause des accidents qu'elle présente.

Ces clientes sont particulièrement tenaces et d'un maniement difficile.

Fort heureusement, un certain nombre d'entre elles sont des névropathes syphiliphobes, chez lesquelles on ne peut constater la moindre trace de syphilis. A celles-là, il convient d'ordonner un traitement fort simple, dirigé uniquement contre leur état nerveux, et surtout de ne pas prescrire de traitement mercuriel : la moindre préparation hydrargyrique dont on leur con-seillerait l'usage deviendrait une preuve écrite qu'elles sont syphilitiques et leur servirait à construire un roman, peut-être à édifier tout un échafaudage de per-sécutions et d'accusations.

D'autres sont bel et bien syphilitiques et présentent des accidents indiscutables, qu'elles veulent faire voir et constater, pour lesquels elles réclament un diagnostic et un traitement. Se méfier d'elles : leur insistance peut avoir pour but de se faire délivrer un certificat avec lequel elles se livreront à quelque chantage. S'il lui est possible de différer la prescription d'un traitement spécifique en se retranchant derrière la difficulté du diagnostic, le médecin fera sagement de profiter de cette circonstance ; sinon, il rédigera son ordonnance de façon qu'elle ne puisse être comprise par le premier venu, il

emploiera pour désigner les composés hydrargyriques
des dénominations latines ou des notations chimiques.

Cette cliente, qui insiste pour savoir si oui ou non
elle est syphilitique, peut être une femme mariée en
instance de divorce ou ayant déjà vis-à-vis de son mari
des griefs graves et toute prête à engager une instance
en divorce : si elle est réellement syphilitique, elle
n'aura plus d'hésitations. Lorsque le médecin connaît
ou soupçonne cette situation, il restera dans une réserve
absolue tant que le diagnostic pourra présenter l'ombre
d'une incertitude; une fois le diagnostic établi et si
l'interessée lui demande de le certifier, il lui montrera
l'imprudence qu'il y a pour elle à s'engager dans cette voie,
la difficulté qu'elle aura à démontrer l'origine conjugale
de sa syphilis, les accusations auxquelles elle s'expose
à son tour, la possibilité de demandes reconventionnelles
si elle n'apporte au tribunal la preuve absolue de
ses allégations; il l'engagera à consulter son avoué
sur ce point précis, lui suggérera que les constatations
d'un expert commis par le tribunal auraient aux yeux
des juges beaucoup plus de poids que le certificat d'un
médecin inconnu de la justice, mais surtout il s'abstiendra de lui délivrer un certificat avec une attestation portant qu'elle est atteinte de syphilis (Voy. le
chapitre suivant, p. 167).

La constatation d'accidents tertiaires n'a plus la
même importance que celle des accidents secondaires ;
ils ne sont plus contagieux et, de plus, ils ne permettent
pas de dater d'une façon aussi précise le début de la
syphilis; ils peuvent, en outre, guérir par un traitement de durée relativement courte.

Pour toutes ces raisons, la conduite du médecin est

singulièrement simplifiée lorsqu'il est consulté par une femme mariée, atteinte d'accidents tertiaires.

Dans la grande majorité des cas, il la traitera et la guérira sans prononcer le nom de syphilis, sans laisser soupçonner l'existence de celle-ci, sans avoir même besoin de préciser les antécédents par un interrogatoire trop minutieux : il suffira de désigner ces accidents sous un nom peu compromettant, ulcère ou eczéma chronique s'il s'agit de lésions cutanées, dénomination purement anatomique s'il s'agit d'accidents viscéraux, de prescrire les médicaments nécessaires sous une forme qui ne soit pas révélatrice par l'entourage.

Si la malade avait ou prenait quelque soupçon de la nature de son mal, si surtout elle semblait disposée à incriminer son mari, il serait facile de lui expliquer — ce qui est vrai — qu'il s'agit d'une infection très ancienne, de date inconnue, d'origine inconnue et qu'il y a tant de manières innocentes de prendre la syphilis qu'il serait complètement inutile de rechercher où, quand et comment elle a pu la prendre ou la recevoir, qu'il est hors de propos d'accuser son mari quand elle ne peut trouver ni fournir de preuves contre lui.

CHAPITRE VIII

SYPHILIS ET DIVORCE

Le médecin a rarement à intervenir dans les questions touchant aux relations de la syphilis et du divorce (1), à moins qu'il ne soit désigné comme expert pour examiner les parties en cause ou l'une d'elles ; dans ce dernier cas sa conduite est réglée par des préceptes sur lesquels je n'ai pas à insister ici.

En dehors des cas où il est l'auxiliaire direct et le conseil de la justice, il peut cependant être mêlé aux préliminaires d'un procès ; plus souvent, il peut être consulté à un moment où le procès n'est qu'à l'état de possibilité ou de probabilité et, en pareille circonstance, son avis, donné au moment propice, peut avoir une influence décisive sur la conduite de son client.

Il est donc indispensable de traiter ici avec quelque développement la question du divorce envisagé dans ses rapports avec la syphilis. Et cela d'autant plus que

(1) J'étudie uniquement en ce chapitre les relations du divorce et de la syphilis ; mais ce que je dirai du divorce s'applique également à la séparation de corps ; celle-ci peut, en effet être prononcée pour les mêmes causes que le divorce : l'article 306 du Code civil porte que « dans les cas où il y a lieu à la demande en divorce pour cause déterminée, il sera libre aux époux de former une demande en séparation de corps ». Avant le rétablissement du divorce, la syphilis était parfois invoquée comme cause de séparation de corps ; depuis 1884, elle a presque cessé de figurer dans les motifs allégués à l'appui des demandes en séparation de corps.

les éléments de droit qui la concernent sont — j'ai eu bien des fois l'occasion de m'en assurer — peu familières à un grand nombre de médecins ; je puis même dire plus exactement que, sur cette question comme sur beaucoup d'autres ressortissant au droit, bon nombre de médecins ont des idées absolument erronées.

Voyons donc tout d'abord quelles sont la législation et la jurisprudence à ce sujet.

La législation en premier lieu.

La loi du 27 juillet 1884, qui a rétabli le divorce en France, a déterminé ses causes de la façon suivante, dans les articles qu'elle a incorporés au Code civil :

« Le mari pourra demander le divorce pour cause d'adultère de sa femme. » (Art. 229.)

« La femme pourra demander le divorce pour cause d'adultère de son mari. » (Art. 230.)

« Les époux pourront réciproquement demander le divorce pour excès, sévices ou injures graves, de l'un envers l'autre. » (Art. 231.)

« La condamnation de l'un des époux à une peine afflictive et infamante sera, pour l'autre époux, une cause de divorce. » (Art. 232.)

Dans ces quatre articles qui sont, à peu de chose près, la reproduction des articles 229, 230, 231 et 232 du Code Napoléon, il n'est, on le voit, pas nommément question de syphilis, pas plus d'ailleurs que d'une foule de sévices particuliers qui peuvent être la cause du divorce.

Le législateur de 1884, comme le rédacteur du Code Napoléon, a très judicieusement pensé qu'il était impossible de déterminer dans un ou plusieurs articles de loi les conditions diverses qui constituent des excès, des sévices ou des injures graves.

Suivant les principes qui président généralement à la rédaction des lois, il a posé des principes généraux, laissant aux tribunaux le soin d'appliquer ces principes généraux aux cas particuliers sur lesquels ils ont à se prononcer.

En ce qui concerne la syphilis, pour laquelle des médecins et des juristes voudraient une législation particulière, on doit considérer qu'il est spécialement heureux que sa transmission pendant le mariage n'ait pas été nommément inscrite dans la loi, parmi les causes du divorce, car il est des cas où la contamination du mari se fait dans des conditions (syphilis professionnelle des médecins, des ouvriers, etc.) où elle n'entache en rien sa responsabilité de mari, des cas où la contamination de la femme par un mari ignorant de son état, non instruit par le médecin qui aurait dû lui en montrer le danger, ne peut être reprochée à l'époux. La loi, ne pouvant prévoir tous ces cas particuliers, aurait consacré le fait brut et il eût été souverainement injuste que les tribunaux, enchaînés par un texte étroit, puissent être quelque jour forcés par une épouse mal informée de prononcer le divorce contre un mari en réalité innocent et irresponsable.

La syphilis peut donc devenir une cause de divorce, par application et interprétation des articles précités du Code civil.

Elle peut l'être par application des articles 229 et 230, son existence chez un des conjoints venant appuyer la démonstration de son adultère ou même venant donner la preuve de l'adultère. Les tribunaux, en pareil cas, ne prononcent le divorce que si d'autres preuves viennent à l'appui de l'accusation d'adultère. En effet, comme le dit très justement un considérant d'un jugement (Tribunal de Versailles, 9 juillet 1895), « la syphilis peut avoir pour cause une contamination accidentelle, la science cite de nombreux cas où elle a été contractée par une contagion autre que celle d'un rapport sexuel, et il faut administrer la preuve que la syphilis a été contractée par suite de relations adultères. »

De même, la Cour de Paris, dans un arrêt en date du 13 avril 1897 (1), a jugé que la syphilis constatée chez une femme dont le mari n'avait jamais été atteint de cette maladie n'établit pas nécessairement l'existence de relations adultérines à la charge de l'époux contaminé, alors sentant que les plus favorables renseignements protestent en faveur de ce dernier.

Il est en réalité fort rare que la syphilis soit invoquée à ce titre par le demandeur. Dans nombre d'instances où le divorce est réclamé pour cause d'adultère, l'époux contre lequel l'instance est engagée a bien contracté la syphilis dans des relations adultérines et souvent même l'a communiquée à son conjoint ; mais, comme la preuve peut être administrée par d'autres moyens, on s'abstient d'invoquer l'existence de la syphilis. Son nom ne figure dans aucune pièce de procédure et n'est prononcé dans aucune plaidoirie. D'un commun accord, les parties en présence ont renoncé à en faire état, sur le conseil de leurs avoués ou de leurs avocats. Tout au plus, songera-t-on à laisser entendre aux magistrats l'existence de ce grief, dont ils n'ont d'ailleurs pas à connaître puisqu'ils n'en sont pas saisis. Il est facile de comprendre le motif de cette réserve : dans une instance où la preuve d'une cause formelle

____

(1) *Gazette des tribunaux*, 16 et 17 août 1897.

de divorce est faite et bien faite par la mise au jour d'une foule de secrets de famille et de turpitudes privées, il est inutile de révéler au plein jour de l'audience l'existence chez l'un des époux, à plus forte raison chez les deux, d'une maladie comme la syphilis qui entache non seulement leur santé, mais encore celle de leurs enfants, de se faire délivrer et de faire délivrer à ses enfants par jugement un certificat de syphilis que le premier journaliste venu pourra reproduire et mettre sous les yeux de ses lecteurs.

Ces remarques s'appliquent également à d'autres cas où le divorce est prononcé en vertu de l'article 231 du Code civil, pour cause d'injures graves ou de sévices : lorsque des sévices ou quelque injure grave autre que la transmission de la syphilis sont clairement établis et suffisants pour obtenir le divorce, les parties passent habituellement sous silence la communication de la syphilis, dont la connaissance ne changerait en rien la décision du tribunal.

En résumé, en matière de divorce, la syphilis n'intervient guère que lorsque sa communication d'un époux à l'autre constitue le grief principal permettant d'engager l'instance. Elle intervient alors à titre d'injure grave. ·

Le législateur n'ayant pas précisé ce qui caractérise l'injure grave, il appartient aux tribunaux de déterminer, dans chaque affaire en particulier, s'il existe les éléments constitutifs d'une « injure grave ». Il s'agit là d'une appréciation de faits et, suivant l'expression consacrée, cette appréciation appartient au juge du fond, en d'autres termes à la juridiction qui prononce sur les questions de fait, c'est-à-dire aux tribunaux de première instance ou aux Cours d'appel. La Cour de cassation, juge souverain des questions de droit et de procédure, n'a pas à connaître des faits eux-mêmes ; elle s'est toujours refusée, lorsque des instances en divorce ou en séparation de corps lui étaient soumises, à entrer dans la discussion des faits et à poser en principe que, par exemple, la transmission de la syphilis constituait une injure grave ; elle a laissé aux Cours d'appel le pouvoir discrétionnaire et le soin de déterminer, dans chaque cas particulier, si cette transmission revêtait ou non ce caractère (Arrêt du 3 juin 1890) ; la doctrine de la Cour de cassation est d'ailleurs conforme à l'opinion des juristes les plus autorisés.

Les faits variant d'une cause à l'autre, les conditions accessoires les plus diverses venant dans les différentes instances modifier, aggraver ou atténuer la responsabilité de l'époux qui a introduit la syphilis dans le ménage, il est difficile de tirer des divers jugements et arrêts rendus des déductions générales formelles.

Il résulte cependant de ces jugements et de ces arrêts que la transmission de la syphilis ne peut à elle seule constituer une injure grave, autorisant à prononcer le divorce : très justement, les tribunaux admettent que le syphilitique peut ignorer de bonne foi qu'il est malade, peut croire de bonne foi qu'il est guéri ; ils reconnaissent, en outre, que la syphilis de l'époux contaminant peut avoir une origine extra-génitale.

Pour ces raisons, et malgré l'opinion quelque peu discordante et variable des jurisconsultes, ils ne prononcent le divorce que si la transmission de la syphilis est accompagnée de circonstances aggravantes.

Un arrêt de la Cour de Nîmes (1), du 11 février 1891, a prononcé la séparation de corps contre un mari qui avait contaminé sa femme dès le début du mariage, et, sans que ses termes le spécifient formellement, semble considérer que la circonstance de la contamination dans les premiers rapprochements sexuels constitue une circonstance aggravante. Cet arrêt ayant été l'objet d'un pourvoi en cassation, basé sur ce qu'il ne précisait aucune circonstance imprimant à la communication de la syphilis le caractère d'une injure grave, la Cour suprême a estimé que, « dans les circonstances indiquées et en dehors des autres griefs relevés contre le mari, il constituait une injure d'une gravité suffisante pour motiver la séparation de corps » (2).

Il est un élément dont les tribunaux tiennent, à juste titre, grand compte dans l'appréciation des torts de l'époux contaminant, c'est la connaissance qu'il avait de sa maladie, le soin qu'il a pris de s'assurer de sa nature et de sa guérison avant de se marier s'il était atteint de syphilis avant son mariage, ou de se faire soigner et de se renseigner sur la nature de l'affection s'il l'a contractée après le mariage. Un arrêt de la Cour de Paris (3) en date du 12 août 1895 prononce le divorce contre un mari qui n'a pas dénié « qu'il était infecté du mal vénérien avant l'époque de son mariage, qu'il connaissait parfaitement son état et la nature de sa maladie » et qui s'était marié « avec cette parfaite connaissance et sans s'être assuré au préalable s'il était guéri et en état de contracter honorablement

---

(1) *Journal du Palais*, 1892, 1ʳᵉ partie, p. 80.

(2) Arrêt de la Cour de cassation, Chambre des requêtes, 18 janvier 1892, *Eodem loco*.

(3) *Journal du Palais*, 1895, 2ᵉ partie, p. 312.

mariage ». Cet arrêt réformait un jugement du tribunal de la Seine en date du 9 avril 1894, qui déclarait « admis par la jurisprudence que la communication d'une maladie syphilitique par le mari à sa femme n'est pas une cause de séparation de corps alors qu'au moment où le mariage a été célébré, le mari pouvait se croire guéri et que la communication de la maladie a été ainsi involontaire et exempte de toute injure », mais, contrairement à ce que la Cour a décidé ultérieurement, le tribunal se basait, pour rejeter le divorce, sur ce qu'il n'était pas démontré que le mari eût contracté la syphilis depuis son mariage (1), ni qu'il l'eût communiquée à sa femme volontairement et de mauvaise foi.

C'est, en somme, bien qu'il s'agisse d'une action en divorce, l'application de ce grand principe qui dirige la justice dans toutes les actions en responsabilité civile ou criminelle, à savoir qu'il faut déterminer si le dommage a été causé sciemment (2) ou insciemment, et si

(1) Le tribunal semble avoir attaché une importance particulière au fait que la syphilis du mari pourrait n'être pas postérieure au mariage. Il est, en effet, de jurisprudence, que les faits des époux, antérieurs au mariage ne peuvent, en principe, servir de base à une action en divorce. Cependant, il y a lieu d'apporter une exception à ce principe lorsque ces fautes ont été de nature à entraîner des conséquences inévitables et injurieuses pour l'autre époux au cours même du mariage. Cette exception est notamment spécifiée dans un arrêt rendu par la Cour de Lyon, à la date du 4 août 1891 (Voy. Dalloz, 1892, 2ᵉ partie, p. 219) dans une affaire où elle s'appliquait à des faits d'inconduite et d'immoralité. Elle est, on le conçoit, applicable à plus forte raison dans les cas de transmission de syphilis.

(2) Ce point de droit a une assez grande importance pour que j'en appuie la démonstration sur la citation d'autres arrêts de justice.

Carpentier (*Divorce et séparation de corps, Doctrine et jurispru-*

toutes les précautions ont été prises pour empêcher le dommage de se produire, si, en somme, le dommage a

dence. Paris, 1899, t. I, p. 146 et suivantes) montre que, depuis un arrêt du Parlement de Paris, en date du 16 décembre 1771, qui prononçait le divorce contre un mari qui avait inconsciemment contaminé sa jeune femme, « toutes les décisions postérieures condamnèrent cette doctrine dans des termes aussi formels, qu'il s'agisse d'admettre ou de rejeter la demande ».

Il résume une série de décisions établissant que la syphilis est une cause de divorce, « du moins au cas où le mal a été communiqué sciemment. Bordeaux, 6 juin 1839 ; Bruxelles, 21 décembre 1886.

« ... Que le fait par le mari d'avoir été atteint, avant le mariage, d'une maladie vénérienne et de la communiquer sciemment à sa femme, présente à lui seul une injure d'une gravité suffisante pour motiver le divorce. Paris, 2 avril 1896 (*Le Droit*, 30 mai 1896).

« ... Que le fait d'avoir communiqué sciemment la maladie à sa femme constitue suivant les circonstances une injure grave et un sévice caractérisé. Tribunal de Nancy, 27 février 1894 (*Le Droit*, 24 mars 1894).

« ... Qu'une femme n'est pas fondée à réclamer le divorce pour avoir été atteinte d'une maladie vénérienne alors qu'il n'est pas établi qu'elle ait été communiquée sciemment par son mari. Tribunal de la Seine, 4 juin 1897 (*Gazette des tribunaux*, 6 octobre 1897).

« ... Que la communication d'une maladie syphilitique à la femme par le mari n'est pas une cause de séparation de corps alors qu'au moment de son mariage il se croyait guéri et que la communication du mal a été involontaire. Paris, 5 février 1876 (Dalloz, 1876, 2ᵉ partie, p. 405). »

Je citerai encore, à ce sujet, les considérants suivants d'un jugement rendu par le tribunal civil de la Seine à la date au 14 juin 1895 (*Gazette du Palais*, 1896, 1ᵉʳ semestre, p. 673) dans une affaire où des circonstances multiples venaient accroître la responsabilité du mari dans la contamination syphilitique de sa femme :

« Attendu qu'il n'est pas douteux que ce mal ait été communiqué à la dame B... par son mari, que cela ressort de l'attitude par celui-ci même avant que la nature de la maladie ait été précisée, qu'il avait, en effet, de lui-même, substitué des médicaments appropriés à ceux qui avaient été prescrits à sa femme pour combattre la névralgie dont, à tort, elle se croyait atteinte, que, lors de la découverte de la vérité, B..., mis en demeure par les parents

été causé de bonne foi ou de mauvaise foi, principe qui est l'équité même.

Dans le même ordre d'idées, les tribunaux ont considéré comme aggravant encore la gravité de l'injure le fait que le mari avait transmis la syphilis dans des rapports conjugaux imposés par la violence. Aussi la Cour de Rennes, dans un arrêt du 14 juillet 1866 (1), déclarait que le fait par le mari d'avoir, dès le début de son mariage et à plusieurs reprises, communiqué à sa femme une maladie syphilitique emprunte, dans le cas où cette communication est due à des relations imposées par la violence, un caractère particulier d'injures et de sévices; qu'il en est ainsi surtout lorsque la femme a de graves raisons de croire qu'un enfant né à la suite de ces relations se trouve atteint de cette maladie.

Une fois le dommage produit, les tribunaux font également entrer en ligne de compte, dans leur appréciation, le soin que l'époux contaminant a pris d'assurer le traitement de l'époux contaminé; dans le jugement cité plus haut, le tribunal de Versailles constatait, à la décharge du mari, que « dès l'apparition des accidents syphilitiques chez elle, il a fait conduire et soi-

de sa femme de se soumettre à une visite médicale, s'y est énergiquement refusé.

« Attendu que, si la communication du mal vénérien par le mari à sa femme n'est pas toujours et nécessairement une cause de divorce, notamment lorsque le mari a pu ignorer qu'il en était lui-même atteint, les tribunaux peuvent néanmoins, en appréciant les circonstances où le fait s'est produit, décider qu'il constitue une injure grave; que les agissements de B... et les connaissances spéciales qu'exige sa profession ne permettent pas de supposer qu'il ait pu ignorer un seul instant la nature de son mal, qu'en contaminant sciemment sa femme, il a commis un acte répréhensible constituant la plus grave des injures. »

(1) Dalloz, 1868, 2ᵉ partie, p. 163.

gner sa femme à la Maison municipale de santé, où elle a reçu tous les soins nécessaires ». Ceci encore est de stricte équité.

De même, un arrêt de la Cour de Bordeaux en date du 18 février 1857 (1) considère comme une circonstance aggravante de la part du mari le fait de laisser manquer de soins sa femme, l'eût-il contaminée inconsciemment, s'il a eu plus tard connaissance de son état et qu'il ait sacrifié le soin de sa santé à une fausse honte.

Un arrêt de la Cour de Caen, en date du 30 décembre 1840 (2), considère également comme aggravant l'injure cette circonstance que le fait de la contamination de la femme a été rendu public ; bien que cet arrêt soit contestable en droit et ait été cassé par la Cour suprême parce que, dans l'espèce, la publicité donnée au fait était indépendante de la volonté du mari (elle résultait de la production d'un mémoire de pharmacien dans une faillite), il n'en consacre pas moins un principe qui pourrait trouver son application dans d'autres instances.

Plus contestable, à plusieurs égards, est l'importance considérable que certains jugements accordent à la gravité des accidents survenus chez la femme dans l'estimation de la responsabilité du mari.

En premier lieu, cette gravité peut donner lieu à des appréciations variables et contradictoires : ainsi, dans une même affaire, le tribunal de la Seine (9 avril 1894), que nous venons de citer, considérait comme une circonstance favorable au mari que la femme était actuellement guérie et la Cour de Paris établissait que « cette

____

(1) Dalloz, 1859, 2ᵉ partie, p. 98.
(2) Dalloz, 1841, 1ʳᵉ partie, p. 284.

maladie avait été d'une gravité telle que la dame R...
a dû être placée dans une maison de santé, qu'elle y
est restée en traitement du 4 janvier 1891 au 10 avril
de la même année ».

En outre, et c'est surtout le point que je voulais
signaler, la gravité des manifestations de la syphilis ne
peut entrer en ligne de compte dans l'appréciation de
la gravité de l'injure faite, car elle ne dépend pas de la
volonté de l'époux contaminant : celui-ci, en communiquant la syphilis à son conjoint, ne peut savoir quelle
gravité l'infection revêtira chez ce dernier ; dès le
moment où il l'a contaminé, il ne peut plus en modifier
la marche, l'atténuer ou l'aggraver, ou plutôt il ne peut
plus l'influencer qu'en facilitant ou en entravant le traitement dudit conjoint. De plus, la gravité actuelle ou
passée d'une syphilis ne peut, en aucune façon, permettre de préjuger sa gravité ultérieure ou définitive.
L'appréciation de la gravité de la syphilis communiquée, qui peut être d'importance capitale, lorsqu'il
s'agit d'une action en responsabilité civile, lorsque la
justice doit fixer le chiffre de dommages-intérêts (1),

(1) La question de la gravité de la syphilis peut cependant jouer
un rôle dans les procès en divorce lorsqu'à la demande principale
de divorce se joint une demande de dommages-intérêts. La combi-
naison de ces deux demandes est rare. Cependant, on peut citer
sur ce point très spécial un jugement rendu par le tribunal civil
de Compiègne, le 25 avril 1894 (*Le Droit*, 14, 15 et 16 mai 1894).
Le mari dont l'apport en dot était beaucoup plus considérable
que celui de la femme et qui semblait se prévaloir de sa fortune
pour se croire tout permis vis-à-vis de la famille de sa femme, avait,
dès le début du mariage, communiqué la syphilis à cette dernière.
Le tribunal, après avoir prononcé le divorce, accorda à la femme,
à titre de dommages-intérêts une pension annuelle de 4000 francs.

Voici les considérants relatifs à l'attribution de cette pension.

« Attendu que, par suite de la communication du mal vénérien
que lui a faite son mari au début de son mariage, la femme X...

est donc ou devrait être très secondaire dans une action en divorce.

Au contraire, l'empressement que l'époux contaminateur a mis à faire soigner son conjoint, à lui procurer les conseils d'un médecin et à lui en faciliter l'exécution ou, au contraire, les efforts qu'il a faits pour le dissuader de recourir à un médecin, les obstacles qu'il a apportés à son traitement sont des éléments formels d'appréciation de la gravité de l'injure faite, en même temps que des facteurs du pronostic de la syphilis : d'accord en cela avec la doctrine médicale, les tribunaux tiennent grand compte de ces éléments.

Les tribunaux n'ont pas seulement considéré comme une injure grave la transmission de la syphilis, ils ont attribué la même gravité au simple fait d'exposer le conjoint à contracter cette maladie.

C'est ainsi que, par arrêt de la Cour de Nancy (1) en date du 30 janvier 1886, il a été jugé que le fait, par le mari atteint d'une maladie vénérienne essentiellement contagieuse, de se faire soigner par sa femme et de l'exposer ainsi aux dangers les plus sérieux, peut constituer une injure grave, de nature à faire prononcer le divorce.

voit sa santé jusqu'alors florissante, compromise pour toujours d'une façon des plus graves ;

« Que, de ce chef, elle a droit à une légitime réparation ;

« Attendu qu'encore bien que son contrat de mariage contienne à son profit certaines dispositions pécuniaires, ces dernières ne doivent produire effet qu'au cas où elle survivrait à son mari ;

« Qu'il y a lieu, en conséquence, d'indemniser, quant à présent, ladite femme X... dans une mesure équitable du préjudice qu'elle éprouve par la faute de son mari eu égard à la position de ce dernier... »

(1) *Journal du Palais*, 1886, 1re partie, p. 983.

On le voit donc, la syphilis peut être — et est plus souvent qu'il ne paraît, parce qu'elle n'est pas toujours invoquée — une cause de divorce. Il y a, dans les jugements rappelés ci-dessus, plus d'un argument à faire valoir aux syphilitiques qui veulent se marier trop tôt, au risque d'infecter leur femme.

Ce n'est pas seulement pour pouvoir s'en servir comme d'un épouvantail que le médecin doit connaître la jurisprudence en matière de divorce et de syphilis. C'est aussi pour pouvoir, à l'occasion, donner à l'époux contaminé un conseil utile ou pour lui rendre un service réel s'il est engagé dans une instance en divorce.

Dans la grande majorité des cas, le conseil à donner à l'époux syphilisé est de ne pas engager d'instance basée sur la transmission de la syphilis : en cela, le médecin sera presque toujours d'accord avec les hommes de loi que son client consultera.

J'ai déjà, plus haut, fait observer que la syphilis figurait rarement dans les procédures de divorce, que, dans l'intérêt commun et dans l'intérêt des enfants, ce grief n'était pas invoqué, qu'il était de ceux qu'on n'étale pas en plein jour quand le dossier renferme déjà des éléments suffisants pour faire prononcer le divorce.

Il est un autre argument que le médecin doit faire valoir, parce qu'il est en mesure d'en faire sentir toute l'importance : c'est la difficulté très grande de faire la preuve, je veux dire la preuve péremptoire et juridique, de l'origine de la syphilis. Certes, il est des cas où, médicalement, on ne conserve aucun doute sur le mode de contamination d'un syphilitique ; mais il ne suffit pas

que le médecin ait cette conviction, il faut encore que
son client soit en mesure de faire passer cette conviction dans l'esprit des magistrats, qu'il leur fournisse
des arguments topiques, une démonstration quasi-ma-
thématique dont ils puissent faire état, il faut surtout
que l'expert qui sera désigné par le tribunal puisse
recueillir lui-même ces renseignements topiques, faire
les constatations nécessaires, il faut que la démonstration ne prête pas le flanc aux arguments de la partie
adverse, laquelle cherchera, par tous les moyens, à se
dégager de l'accusation, au risque de la retourner
contre le demandeur et d'éclabousser sa réputation.

Je n'ai pas, dans l'exposé de la jurisprudence des tribunaux en matière de divorce, montré combien cette
preuve est difficile à faire, combien il peut être embar-
rassant de démontrer la succession de deux syphilis
données, combien il est facile au contraire de soulever
des doutes sur une affirmation et de retourner l'accusation contre son auteur : ce sont là des données capi-
tales mais elles sont applicables à bien d'autres procès,
je les ai déjà exposées en traitant de la responsabilité
civile en matière de transmission de syphilis et je n'ai
pas à y revenir.

Il appartient précisément au médecin de faire comprendre à son client les difficultés de la preuve qu'il aura
à apporter : connaissant tous les détails de son histoire pathologique, et pouvant apprécier la valeur scientifique des arguments et des constatations possibles,
il sera mieux à même qu'un homme de loi d'en faire la
critique technique et de préjuger les conclusions de
l'expert qui sera commis par le tribunal. Il devra même,
ce qui est de sa compétence particulière plus que de celle
des hommes de loi, signaler à son client le principal

écueil des expertises médicales en matière de transmission de la syphilis, à savoir la disparition des accidents syphilitiques au moment de l'expertise ou l'existence à ce moment uniquement d'accidents qui ne permettent pas de fixer d'une façon précise sa chronologie. Certes, les experts ont pour fixer leur opinion d'autres moyens que la visite du syphilitique et la constatation directe d'accidents spécifiques, ils peuvent puiser dans le dossier d'une affaire les renseignements, dépositions, ordonnances médicales ou autres, qui y sont contenus ; ils peuvent, avec leur aide, être en mesure d'établir que la syphilis existait à une époque donnée, que, de deux personnes en cause, l'une était syphilitique avant l'autre ; mais, ces renseignements de seconde ou de troisième main peuvent prêter à l'équivoque, jamais ils ne donnent une·certitude aussi grande que la constatation à un moment donné de tel accident, chancre, roséole, syphilide pigmentaire, qui marque dans la chronologie de la syphilis.

Il appartient au médecin, lorsque son client en instance de divorce présente un de ces accidents qui font époque dans la syphilis, ou des accidents qui sont susceptibles de disparaître sans laisser de traces, de lui indiquer toute la valeur de ces signes, toute l'importance qu'il y a à en établir l'existence, et non seulement l'existence en elle-même, mais encore l'existence à une date donnée.

Il lui conseillera, s'il est possible d'obtenir à court délai la désignation d'un médecin expert commis par le tribunal ou par le juge des référés, de provoquer cette désignation et de se soumettre sans tarder à l'examen de l'expert : les constatations qu'il fera auront une valeur considérable aux yeux des juges.

Le rôle du médecin se bornera à donner ce conseil. Il ne devra pas aller plus loin et, sous forme de lettre ou de certificat, attester que son client est atteint de syphilis. Le médecin pourrait se croire et peut-être rester dans son droit strict en remettant à un client atteint de syphilis une déclaration le concernant et dont le client pourrait ensuite faire tel usage qui lui conviendrait ; il pourrait, en quelques circonstances, trouver là un moyen de sauvegarder les intérêts de ce client, de suppléer à l'impossibilité d'une expertise pratiquée en temps opportun.

Il aurait tort, cependant, de céder à cette inspiration.

Les médecins légistes sont unanimes à déclarer qu'un médecin ne doit pas délivrer de certificat de syphilis, moins encore si le certificat doit être produit dans une instance en divorce qu'en toute autre circonstance.

M. Brouardel (1) dit formellement : « Si vous soignez les deux parties et qu'il survienne une action en divorce (2), l'une des parties peut vous délier du secret,

---

(1) BROUARDEL, *Cours de médecine légale. La responsabilité médicale*. Paris, 1898.

(2) Voici, à l'appui de l'opinion de l'éminent médecin légiste, les considérants d'un arrêt de la Cour de Grenoble (23 août 1828) ; il s'agissait d'une femme qui, à l'appui d'une demande en séparation de corps, alléguait que son mari lui avait communiqué une maladie honteuse et demandait le témoignage de son médecin ; un jugement du tribunal de première instance ayant enjoint au médecin de déposer, la Cour infirma ce jugement. « Attendu que les premiers juges ne pouvaient pas, pour enjoindre au docteur F... de déposer, s'étayer de la circonstance que c'est la dame R... elle-même qui invoquait son témoignage ; que ce ne serait pas moins de la part du docteur trahir un secret à la conservation duquel le mari et la femme sont également intéressés ; attendu que le sieur R... aurait pu, de diverses manières, prendre part à la confidence faite par sa femme au médecin, et que sous ce rapport le secret de la dame R... aurait été celui de son mari ; qu'en refusant de

espérant que vous déposerez en sa faveur; si vous déposez en faveur de l'une, vous violez le secret que vous devez à l'autre... Donc il est entendu que vous ne devez rien dire. Vous ne devez pas non plus délivrer de certificat constatant une maladie... Dans le cas où le médecin n'a soigné qu'une des parties, la jurisprudence n'est pas encore définitivement établie; cependant, je vous donne le conseil de ne rien dire, car les deux parties s'efforceront de vous tendre des pièges pour tirer de vous ou une parole, ou un certificat qu'elles interpréteront au mieux de leurs intérêts. »

Si le client insistait pour obtenir un certificat, il faudrait lui démontrer que ce certificat servirait en réalité fort mal ses intérêts : les magistrats voient produire en justice tant et tant de certificats médicaux souvent contradictoires qu'ils peuvent être tentés de les regarder comme des certificats de complaisance et qu'ils n'y attachent aucune créance, que souvent même ils sont mis par eux en une instinctive défiance; de plus l'avocat de la partie adverse ne manque pas, en présence d'un certificat médical, d'en peser tous les termes et, s'il en trouve quelqu'un prêtant à l'équivoque, il s'en sert comme d'un argument qui souvent se retourne contre

révéler un secret dont il n'était dépositaire que par état, qu'en refusant de se livrer à un acte que sa conscience aurait réprouvé et qui d'ailleurs aurait pu compromettre les intérêts d'un tiers qui n'aurait pas été étranger au secret, le docteur F... a donné la mesure de son respect pour la loi, pour la morale et pour l'ordre public. Déclare qu'en tant que dépositaire de secrets à lui confiés en sa qualité de médecin, le docteur F... est dispensé de déposer. »

Bien qu'il s'agisse ici d'une déposition en justice, les considérants ci-dessus pourraient s'appliquer tout aussi bien à la délivrance d'un certificat; suivant la jurisprudence, ce certificat n'aurait aucune valeur juridique et devrait être rejeté des débats. (Voy. p. 3.)

la partie qui a produit le certificat. Pour éviter et la méfiance des magistrats et les interprétations des avocats sur un certificat rédigé par un médecin insuffisamment en garde contre les difficultés des constatations médico-légales, le client a donc tout intérêt à s'en rapporter aux experts commis par la justice.

Le médecin se récusera donc, et se contentera de dire à son client : « Vous avez des ordonnances signées de moi, faites-en tel usage qui vous conviendra et que vous indiqueront vos conseils, votre avoué et votre avocat. »

CHAPITRE IX

LES NOURRISSONS SYPHILITIQUES

Aucun médecin ne conteste plus aujourd'hui la contagiosité des manifestations cutanées et muqueuses de
la syphilis héréditaire. Reconnue par les anciens auteurs
comme Fracastor et Ambroise Paré, elle fut niée à une
certaine époque par Ricord ; des désastres furent la
conséquence de cette erreur doctrinale.

Contagieuses, ces manifestations ou mieux leurs
sécrétions le sont pour quiconque n'est pas syphilitique ou réfractaire à la syphilis.

L'aphorisme qui précède renferme à lui seul toute la
substance du présent chapitre. Il nous suffira d'en tirer
les déductions qu'il comporte.

La première déduction est qu'un enfant hérédo-
syphilitique ne doit pas être nourri par une femme
saine, mais qu'il peut, sans avoir à craindre la contagion, être nourri par une femme syphilitique ou réfractaire à la syphilis.

Une seconde déduction ne résulte plus directement
de l'aphorisme, mais est la conséquence combinée de
cet aphorisme et d'une loi clinique démontrée par
l'observation générale, loi clinique qui peut se résumer de la façon suivante : une femme qui a donné le
jour à un enfant hérédo-syphilitique ne prend jamais
la syphilis de cet enfant. Cette loi clinique porte le

nom de loi de Colles. La déduction s'impose : un enfant hérédo-syphilitique pourra être nourri par sa mère sans que celle-ci ait à redouter la contagion.

Ces déductions s'appliquent nécessairement, sans qu'il soit besoin d'y insister, aux enfants suspects d'hérédo-syphilis.

Et, de plus, dernière déduction qui résulte tout à la fois de l'aphorisme susdit et de l'observation clinique, elles s'appliquent aussi à tout enfant menacé d'hérédo-syphilis, c'est-à-dire à tout enfant issu de parents syphilitiques, si l'un des parents, et à plus forte raison les deux, en sont encore à la période où la syphilis peut se transmettre par hérédité.

De la théorie, passons à la pratique et pour cela suivons la progression des faits.

Un enfant va naître dans une famille, sa mère a contracté la syphilis pendant sa grossesse, ou avant sa grossesse; elle présente encore ou a présenté il y a peu de temps des manifestations syphilitiques.

Pendant la grossesse et dès la constatation des accidents, le médecin aura soin de poser très catégoriquement la question de la nourriture.

La femme est-elle disposée à nourrir? Tout est pour le mieux, il n'y a qu'à l'encourager dans ses dispositions. Mais encore, est-il nécessaire de l'y faire persévérer, d'empêcher l'opposition de son entourage, et, pour cela, de lui donner quelque raison médicale qui justifie sa détermination.

Ce motif, il l'empruntera à la série de ceux que nous allons rappeler à propos des femmes qui ne peuvent pas nourrir.

La femme peut, en effet, par goût, par prétendues

nécessités mondaines, par crainte de ne pas pouvoir suffire à une nourriture, se refuser à l'idée d'allaiter son enfant. Un refus, si catégorique qu'il soit, ne doit jamais arrêter le médecin.

Si la femme se sait syphilitique, on lui montrera, sans rien exagérer et, au contraire, en atténuant quelque peu la gravité de ce pronostic, qu'elle risque, même après s'être traitée régulièrement pendant sa grossesse, de donner le jour à un enfant porteur de manifestations contagieuses ; on lui exposera, d'autre part, que l'enfant n'aura rien à redouter d'elle ni elle à redouter de lui, que par contre une nourrice saine serait à peu près sûrement infectée.

Si elle ignore sa propre maladie ou plutôt sa nature, on se basera sur les avantages que les femmes ont à nourrir leur enfant, sur ce fait qu'elles se rétablissent plus rapidement après leurs couches que quand elles ne nourrissent pas ; on insistera sur une prétendue « faiblesse de matrice » ou sur les accidents qu'elles ont présentés, prétextant l'importance particulière qu'il y a pour elle, en raison de ces accidents, à se rétablir vite.

Le médecin a encore, dans le parti à conseiller pour la nourriture de l'enfant, une nouvelle occasion de mettre en pratique la diplomatie dont il a si souvent à faire preuve dans les syphilis féminines.

Le mari sera mis au courant, plus catégoriquement encore que la femme, des dangers que courrait une nourrice saine donnant le sein à son enfant. Non moins catégoriquement, s'il hésite, le médecin lui déclarera que jamais, sans aucun prétexte, il ne prendra la responsabilité de l'aider dans le choix d'une nourrice destinée à cet enfant.

Dans l'entourage de la femme, des objections ne

vont pas manquer de se produire ; sa mère, la première, fera remarquer que la grossesse a beaucoup fatigué la jeune femme, qu'elle est anémique, que le médecin est depuis des semaines obligé de.lui donner des toniques (c'est sous cette étiquette qu'ont été dissimulées les pilules ou la liqueur de Van Swieten), de lui faire des injections de sérum (ce sont les injections mercurielles) ; comment dans ces conditions supporterait-elle encore un allaitement? A cela, il est facile de répondre qu'un premier allaitement, s'il n'est pas anormalement prolongé et si on ne lui ajoute pas d'autres causes d'affaiblissement, des veilles, des sorties répétées, a rarement fatigué une femme, qu'il est souvent, au contraire, le moyen de faire disparaître beaucoup des troubles engendrés par la grossesse ; que, d'ailleurs, si la jeune femme n'est pas en état de le supporter, il sera toujours temps de suspendre l'essai ou de donner à l'enfant un supplément d'alimentation.

Bon gré mal gré, il faut obtenir que la mère commence la nourriture : une fois qu'elle aura essayé, il y a bien des chances qu'elle continue avec ou sans l'aide du lait stérilisé. Pour peu qu'elle ait continué quelques semaines, ou bien l'enfant présentera des manifestations syphilitiques, ce qui éclairera la famille, ou bien il restera sain et si, par extraordinaire, il a dépassé sans encombre la période dangereuse où les manifestations hérédo-syphilitiques peuvent se produire, c'est-à-dire six mois au moins, il pourra être confié à une nourrice.

La même décision, à savoir, l'allaitement ou la tentative d'allaitement par la mère, s'imposera lorsque celle-ci tout en ayant dépassé la période d'activité des accidents secondaires n'a pas encore atteint l'époque où le médecin est en droit de l'autoriser à se marier et à concevoir, c'est-à-dire lorsque sa syphilis n'est pas vieille de six à huit ans pour le moins, ou si, ayant atteint cette époque, elle ne s'est pas jusque-là traitée régulièrement et convenablement.

Elle est encore de mise lorsque le ménage a eu précédemment des enfants atteints de manifestations hérédo-syphilitiques. Pour permettre, dans un tel ménage, l'allaitement d'un enfant par une nourrice, il faudrait que les accidents secondaires du conjoint qui a le dernier pris la syphilis remontassent à plusieurs années, il faudrait que les deux conjoints se fussent traités de façon systématique et prolongée ; il faudrait, surtout, attendre que la venue à terme d'un enfant, né sain et resté indemne de syphilis, eût prouvé que l'infection des parents est suffisamment éteinte pour ne plus provoquer des accidents précoces et actifs de syphilis héréditaire.

L'allaitement par la mère sera encore imposé, même si la mère n'a présenté aucune trace de syphilis, lorsque le père, syphilitique avant la conception de l'enfant, ne se trouve pas dans les conditions d'ancienneté de syphilis et de durée de traitement qui peuvent mettre ses enfants à l'abri de l'hérédo-syphilis, c'est-à-dire lorsque le père s'est marié à une époque où le mariage aurait dû, aux termes des préceptes exposés dans un chapitre précédent (Voir p. 99), lui être interdit.

Cette dernière catégorie de ménages est celle qui réserve pour l'avenir le plus de chances aux contaminations syphilitiques par le nourrisson. Sans compter que, souvent et pour cause, le médecin est dans l'ignorance absolue de la syphilis du mari, sa tâche est particulièrement difficile, et ses conseils sont aussi peu écoutés que ceux qu'il aurait pu donner avant le mariage. Il faut donc qu'il parle avec autorité, qu'il montre tout le danger, les chances considérables de l'infection de l'enfant, les chances non moins considérables de l'infection de toute nourrice autre que la mère — cette dernière, fera-t-il remarquer expressément, étant, quoique indemne en apparence, à l'abri de toute contamination par son enfant, — les conséquences à tous égards déplorables de cette double contamination.

Outre qu'il fera tout pour obtenir du mari qu'il fasse soigner sa femme jusqu'à l'accouchement, il lui déclarera, comme dans les cas précédents, qu'il ne peut accepter de choisir une nourrice pour l'enfant qui naîtra.

Le mari une fois convaincu, il s'agit d'endoctriner la femme, souvent d'endoctriner son entourage, et cela sans éveiller de curiosités, sans susciter de questions embarrassantes : avec quelque habileté, beaucoup d'entêtement et pas mal de patience, on y parviendra néanmoins.

Si les médecins connaissaient l'histoire complète de tous leurs clients, si les accoucheurs étaient au courant de tous les cas de syphilis dans les ménages où ils sont appelés, si les uns et les autres donnaient toujours les conseils ci-dessus et si ces conseils étaient constamment suivis, il n'y aurait pas lieu d'écrire ici un chapitre sur les nourrissons syphilitiques ; toute une série de problèmes des plus délicats et des plus embarrassants ne se poseraient pas, des drames parfois des plus émouvants ne se joueraient pas.

Nous sommes loin de là.

Non donnés ou non suivis, ces conseils n'ont pas porté leurs fruits.

En un ménage syphilitique, un enfant est né, avant terme le plus souvent, porteur de manifestations indubitables de syphilis. Il est faible, mal venu, il va falloir le mettre dans une couveuse. A peine est-il nettoyé, que déjà on se lamente sur sa faiblesse, et qu'on parle de faire venir la nourrice qui a été retenue pour lui ou d'en aller incontinent chercher une au bureau.

Le médecin qui entend ces réflexions n'a qu'un parti à prendre : couper court à ces velléités. Sans quoi, il risquerait de trouver la nourrice sur le palier de l'escalier au moment où il quitterait son accouchée.

Prétextant, ce qui se trouve d'ailleurs être la vérité, que l'enfant est trop faible pour téter, qu'il ne peut tolérer que du lait d'ânesse, il déclarera inutile de faire venir une nourrice qui serait sûre de perdre son lait en attendant que l'enfant ait acquis la force de prendre son sein. Ce qu'il faut à un enfant en couveuse, c'est une bonne garde qui lui mettra dans la bouche, quand il sera nécessaire, quelques gouttes de lait d'ânesse. Et, passant au fait, d'autorité le médecin en placera une auprès de lui. Cet avorton, d'ailleurs, n'a souvent que quelques heures ou quelques jours à vivre ; sa courte vie lui aurait suffi cependant à infecter une nourrice. Après sa mort, il sera temps de chercher l'origine de sa syphilis, d'instruire le père, de soigner la mère.

L'enfant a-t-il quelques chances de survivre, moyennant des soins minutieux et un traitement spécifique institué sans tarder, le médecin ne s'en tiendra pas à son acte d'autorité ; il aura soin, dès le début, de songer à l'avenir ; il devancera l'entrée en scène, toujours possible, d'une nourrice que pourrait amener d'office la mère de l'accouchée, outrée qu'on prive le malheureux poupon de la seule nourriture qui lui convient à son sens, le lait d'une femme.

Il prendra donc à part le mari, qui déjà sans doute aura compris pourquoi son enfant est en si piteux état; il lui exposera, avec les ménagements voulus, l'extrême gravité de la situation, cherchera avant de formuler son diagnostic à déterminer l'origine de cette syphilis (car il peut toujours arriver que l'enfant la tienne de sa mère seule); en tout cas, il déclarera de façon catégorique qu'il s'oppose absolument à ce que l'enfant soit mis, fût-ce une seule fois, au sein d'une nourrice.

« D'ailleurs, n'y aurait-il pas une raison médicale formelle pour que cet enfant soit confié à une nourrice, comment voudriez-vous qu'une étrangère s'en chargeât dans l'état où il est? Sa mère seule, et elle seule peut le faire sans aucun danger pour elle (ici énoncer la loi de Colles et la commenter), peut avoir assez de cœur pour le prendre à son sein. Et, précisément parce que le pauvre enfant est dans un pareil état, elle le fera encore avec plus de tendresse que si c'était un enfant comme les autres. Arrangez-vous pour l'obtenir et pour que l'entourage l'accepte. Sinon, votre enfant devra être élevé au lait stérilisé. Quant à moi, je me retirerais immédiatement si je voyais une nourrice dans la maison. »

Ici, il me faut ouvrir une parenthèse et expliquer la raison d'être d'une pareille rigueur.

Pourquoi refuser à cet enfant, dont la mère va peut-être se trouver une détestable nourrice, le secours d'une remplaçante mercenaire? Quelques médecins ont cru pouvoir autoriser, voire même engager des parents à prendre une nourrice pour un enfant syphilitique, — je ne parle bien entendu pas des confrères qui, ignorant ou méconnaissant la syphilis, attribuaient à la « gourme » les éruptions présentées par l'enfant. Ils ajoutaient parfois, et croyaient ainsi donner un conseil à la fois sage et équitable, que la nourrice courant le risque de prendre la syphilis, il était du devoir des parents de la payer largement; mais, parfois aussi, ils se faisaient les complices des parents en se chargeant d'expliquer à la nourrice que l'enfant avait des boutons, que ces boutons nécessitaient un traitement, que dans ce but la nourrice aurait à prendre des tisanes et des dépuratifs (1) et, sous cette étiquette fallacieuse, lui administraient des préparations mercurielles.

Pousser aussi loin que ces derniers la complaisance pour un client, compromettre par une supercherie, si ce n'est par un mensonge, la dignité médicale est, à tous égards, un acte répréhensible.

Non moins répréhensible, à mon avis, quoique plus explicable au premier abord, est l'assentiment donné par le médecin au marché conclu par des parents qui achètent le droit de laisser contaminer une nourrice par leur enfant. Comme le dit très éloquemment M. Fournier (2) : « Je refuse une nourrice à cet enfant, parce que je ne me crois pas le droit de la lui accorder; parce que je ne me crois pas le droit, pour être utile à un enfant, de *donner la vérole à une femme.* La vie même de

____

(1) Dans un procès en responsabilité intenté par une nourrice aux parents de l'enfant qui l'avait contagionnée, il a été établi que le médecin avait soumis la nourrice au traitement mercuriel sous le prétexte de faire passer par son lait un dépuratif nécessaire à l'enfant. Notre confrère, bien qu'assez malmené par l'avocat de la nourrice, ne fut, heureusement pour lui, pas assigné en responsabilité, les parents seuls furent condamnés (Tribunal de la Seine, 3e chambre, 12 août 1856).

(2) A. Fournier, Nourrices et nourrissons syphilitiques (Extrait de l'*Union médicale*) Paris, 1878, p. 9,

l'enfant serait-elle à ce prix (et elle n'y est que trop souvent), je ne me jugerais pas autorisé, pour le sauver, à risquer la santé d'un autre être, à risquer la santé d'une nourrice en communiquant à cette nourrice une maladie telle que la vérole, maladie grave et susceptible de devenir très grave, maladie dont la gravité vraie n'est pas assez connue, et maladie dont la gravité va s'exagérant chaque jour, à mesure que de nouvelles études nous font mieux connaître la redoutable période tertiaire et nous forcent à lui rattacher les accidents dont la spécificité était restée jusqu'alors ignorée (1). Non, je le répète encore, mille fois non, nous n'avons pas le droit, pour sauver un enfant, de donner la vérole à une nourrice. »

Après cette protestation indignée, M. Fournier ajoute, quelques pages plus loin (2), que le médecin doit refuser de la façon la plus formelle le consentement à tout pacte semblable avec une nourrice « pour les deux raisons que voici : 1° Parce que, d'abord, il est peu certain (disons mieux, il est plus que douteux) que la nourrice ait accepté en pleine connaissance de cause. On a bien pu lui dissimuler, non pas la maladie de l'enfant, mais la gravité de cette maladie. Certes, pour obtenir son consentement, on a dû moins charger le pronostic que l'atténuer et l'adoucir. Sans doute, on n'a pas trompé cette femme tout à fait, mais on l'a trompée à demi, dans la mesure du nécessaire ; voilà la vérité. — 2° Parce qu'en saine morale un contrat n'est valable qu'autant que la nature des engagements sous-

____

(1) Ceci était écrit en 1878. Depuis lors, le cadre des manifestations tardives de la syphilis s'est agrandi. Le connaît-on encore dans toute son ampleur ?

(2) A. Fournier, *loco citato*, p. 11.

crits est nettement déterminée. Or, comment cette nourrice serait-elle éclairée, elle, ignorante, sur la nature des risques auxquels elle consent à s'exposer, alors que nous, médecins, nous ne voudrions formuler, préciser ses risques? Savons-nous ce que deviendra jamais un cas de vérole donné? Et comment alors voulez-vous qu'elle le sache, cette nourrice? »

Je m'associe formellement aux idées si noblement émises dans ces belles pages.

Quelques médecins ont cru pouvoir donner à un enfant hérédo-syphilitique une nourrice à la condition de soigner cet enfant, de traiter localement les manifestations contagieuses qui pourraient se produire. Un des syphiligraphes les plus renommés de l'École de Lyon, Diday (1), conservait la nourrice d'un hérédo-syphilitique — sans avertir cette nourrice, autre erreur que je réfuterai plus loin — et cautérisait les plaques muqueuses de la bouche au fur et à mesure qu'elles apparaissaient. Malgré l'autorité dont a joui Diday, je considère cette pratique comme absolument néfaste, aussi néfaste que celle qui lui faisait couvrir de collodion le chancre d'un homme syphilitique le matin de son mariage pour qu'il puisse déflorer sa femme le soir. C'est aller bénévolement au-devant des pires aventures.

Parfois encore, on a cru pouvoir conseiller l'allaitement des hérédo-syphilitiques en se servant d'appareils qui protègent le sein de la nourrice contre le contact des lèvres du nourrisson, ou mieux encore, comme celui qu'avait imaginé M. Fournier, qui permettent d'aspirer le lait dans une cavité intermédiaire au sein

(1) DIDAY, *Mémoires et comptes rendus de la Société des Sciences médicales de Lyon*, 1868.

de la nourrice à la bouche de l'enfant sans retour possible en arrière. Quelque perfectionnés que soient ces instruments, ils sont sujets à se détériorer; la nourrice peut les avoir cassés ou égarés au moment d'une tétée qui se fera à sein découvert, elle peut les trouver gênants et, à la première négligence, elle sera contagionnée. En présence d'un danger aussi grand et aussi réel, les mesures radicales sont seules acceptables; il ne saurait y avoir d'hésitation ici : pas de nourrice saine pour un enfant syphilitique.

Et ce qui était une règle absolue pour un enfant hérédo-syphilitique à manifestations apparentes dès la naissance, va rester une règle non moins absolue pour un enfant hérédo-syphilitique dont l'infection se traduit par des accidents tardifs.

Arrivons à l'examen de ces faits. Ils vont nous offrir d'autres problèmes à résoudre.

Atténuée du fait de l'ancienneté de la syphilis des parents, du fait du traitement suivi, ou naturellement peu intense, l'infection héréditaire de l'enfant ne s'est pas traduite dès la naissance, ou bien elle a été méconnue à ses premières manifestations : peu importe. Toujours est-il que cet enfant de syphilitique, nourri par une nourrice mercenaire et saine lors de son entrée dans la maison, présente des lésions indubitablement syphilitiques.

Que pour le présent ces lésions soient ou non de l'ordre de celles qui peuvent transmettre l'infection, il n'y a pas à faire de distinction : elles sont syphilitiques, donc elles peuvent, si elles ne sont déjà contagieuses elles-mêmes, s'accompagner de lésions émettant des agents virulents, et le sang de ce nourrisson syphilitique est, selon toute apparence, encore virulent. Le diagnostic global de syphilis suffit, indépendamment des localisations et de la forme de cette syphilis, à établir que cet enfant est un foyer de contagion ; du moment qu'il est porté, il faut exiger la mise en œuvre de toutes les précautions que nous allons indiquer (1).

La syphilis étant reconnue chez un enfant, le premier soin du médecin sera de rechercher si la nourrice en est ou non atteinte. Outre qu'il trouvera parfois dans l'examen de celle-ci la confirmation de l'origine héréditaire de la syphilis du nourrisson, il déduira toute sa conduite de ce fait capital : la nourrice a été contaminée par l'enfant, ou bien elle n'a pas été conta-

(1) Je n'envisage ici que la situation des enfants reconnus syphilitiques. Il s'en faut cependant que le diagnostic de syphilis s'impose toujours sans hésitation chez un nourrisson : il est telles ou telles lésions des régions fessières et génitales, de la cavité buccale, qui laissent dans le doute même les médecins les plus versés dans la connaissance des dermatoses infantiles et de l'hérédo-syphilis. En pareille occurrence, il importe de ne pas se prononcer à la légère, on ne peut risquer que la nourrice soit contaminée par une lésion dont la nature syphilitique n'est ni démontrée ni démontrable ; on ne peut, d'autre part, priver du bénéfice de l'allaitement par une nourrice un enfant dont la maladie n'a rien de contagieux et sera guérie dans peu de jours.

Dans la plupart de ces cas, l'hésitation est de courte durée ; après quelques jours d'observation, le diagnostic sera tranché dans un sens ou dans l'autre. Il n'y a donc qu'à patienter : suspendre l'allaitement sous un prétexte ou sous un autre, mais le suspendre réellement et radicalement, conserver la nourrice et lui conserver son lait en lui faisant vider les seins artificiellement, au moyen d'un tire-lait ou par la succion d'un jeune animal ; lorsque le diagnostic est tranché définitivement, l'enfant est remis au sein si les craintes de syphilis n'étaient pas fondées ; si au contraire le diagnostic d'hérédo-syphilis s'est confirmé, on agit comme les cas où ce diagnostic est établi d'emblée.

minée par l'enfant. Pour le présent comme pour l'avenir, là est le nœud d'une foule de problèmes.

Examinons le cas le plus simple, celui où la nourrice a été contaminée. Je dis que c'est le cas le plus simple, parce qu'il est généralement plus facile de trouver la syphilis que de prouver son absence, et aussi parce que la formule qui résume la conduite à suivre est plus nette, plus précise, immédiatement applicable, sans les atermoiements et les incertitudes que va exiger et faire naître la constatation de l'intégrité actuelle de la nourrice.

La nourrice est donc bel et bien syphilitique : elle porte sur ses seins, sous la forme d'un ou plusieurs chancres indurés, la preuve de sa syphilis et de son origine; plus rarement, sa syphilis se traduit par un chancre de la lèvre ou de la main, ou par une roséole, accidents dont la chronologie par rapport à ceux de de l'enfant peut seule établir la filiation exacte.

Pour l'enfant, le médecin fera une prescription appropriée à son état, comportant à la fois des soins locaux et un traitement général. A la nourrice, il ordonnera pour ses boutons quelque médication anodine, dont l'énoncé ne puisse éveiller ses soupçons, car il ne peut directement lui révéler, il ne peut encore à ce moment lui faire connaître de quelle maladie elle et son nourrisson sont atteints : il révélerait le secret de son client, secret dont à ce moment — je répète avec intention cette restriction — il n'a pas le droit de faire usage, qu'il n'a même pas le droit de laisser deviner.

Il n'en est encore en effet qu'aux préliminaires de ce qui peut devenir un drame. Son rôle médical, strictement médical, n'est pas terminé. Se l'imaginerait-il, que

le père de l'enfant, conscient ou inconscient de la gravité de la situation, le détromperait avant de le laisser
partir en lui demandant ce qu'a au juste l'enfant, et ce
qu'il va falloir faire avec la nourrice.

Le devoir, strictement médical, du médecin est, vis-
à-vis des deux malades qu'il a examinés, de les traiter
et, comme l'un deux est un nourrisson, c'est encore le
traiter que de lui assurer l'alimentation qui lui convient ; le devoir, strictement médical, est encore d'empêcher ces deux malades de propager leur maladie.

Le traitement de l'enfant est assuré par la prescription qui a été remise au père. Reste encore à assurer son
alimentation, à traiter la nourrice, à empêcher qu'elle
ou son nourrisson ne produisent de nouvelles contaminations. Ces trois derniers termes sont intimement
connexes : on va le voir.

Pour assurer l'alimentation d'un enfant, la meilleure des conditions est de le mettre au sein d'une
bonne nourrice. Or, il en a présentement une, bonne
peut-être, suffisante en tout cas. Et, sa mère n'ayant
pas commencé à le nourrir, il ne peut en avoir d'autres,
parce que toutes celles qu'il aura, si elles ne sont pas
syphilitiques ou réfractaires à la syphilis comme sa
mère, il y a de grandes chances, sinon certitude, qu'il les
infectera. Donc, en toute logique, il faut lui conserver
celle qu'il a ; sinon, il sera nourri artificiellement.

A conserver cette nourrice, il y aura, si l'on veut bien
compter, trois avantages : 1° l'enfant aura une nourrice ; 2° il n'en infectera pas une autre ; 3° la nourrice
n'infectera pas un autre nourrisson. Et, de suite, en
apparaît un quatrième : il sera possible de la soigner.

Mais, s'il est possible de soigner la nourrice, il ne
sera pas toujours facile de le faire. Comment, en effet,

faire accepter par cette femme, si paysanne et si bornée
soit-elle, qu'elle doit se soigner si on ne lui dit pas pourquoi? On peut bien, penseront quelques-uns, lui dire
qu'elle a des dartres, qu'elle a besoin de dépuratifs :
détestable moyen, avec lequel le médecin compromet
sa dignité dans un mensonge et engage sa responsabilité; que la femme apprenne plus tard qu'on l'a leurrée,
que le médecin s'est fait le complice de ses maîtres,
elle poursuivra devant les tribunaux tout le monde, et
fera condamner tout le monde, y compris le médecin.

En outre, cette femme syphilitique aujourd'hui sera
encore contagieuse dans quelques mois, lorsqu'elle
quittera sa place pour retourner au pays, elle conta-
minera son mari, cela n'est pas douteux, ses enfants
à peu près aussi sûrement, par ceux-ci peut-être
d'autres enfants ; elle pourra devenir l'origine d'une de
ces épidémies de syphilis qui sont loin d'être exception-
nelles aux pays de nourrices et que l'on a vu frapper
successivement douze et quinze personnes, parfois plus
encore.

Que la nourrice soit prévenue de la puissance contagieuse et longtemps contagieuse de sa maladie et de tels
accidents deviennent si non impossibles, du moins plus
rares : s'ils se réalisent, la responsabilité n'en revient
plus au médecin, mais à la nourrice, qui n'a pas tenu
compte suffisamment des avertissements.

Donc, à conserver la nourrice et, si faire se peut, à la
conserver au delà des limites de la nourriture comme
« nourrice sèche », et à lui faire connaître la nature
de sa maladie, on gagne tout pour l'enfant, et on
réalise, tant vis-à-vis des intéressés immédiats que
de la Société en général, la plus utile des prophy-
laxies.

Telles sont les raisons strictement médicales, qui doivent guider le médecin, celles dans lesquelles il puisera la conviction nécessaire pour ne pas se laisser émouvoir par les objections égoïstes que va sans doute lui faire son client.

Car tous ces beaux raisonnements, cette conviction inébranlable peuvent se trouver contrecarrés par la seule volonté du client, — ici le père de l'enfant, — qui se refuse à laisser savoir à la nourrice que l'enfant a la syphilis. Son secret est à lui, il veut le garder, et le médecin ne peut en disposer.

Avant de voir comment le médecin, tout en demeurant respectueux observateur du secret médical, peut dégager sa responsabilité en face d'une volonté formelle, voyons quelles objections vont lui être présentées et comment il les rétorquera.

Après avoir, sans tarder, sans hésiter, fait connaître au père la nature de la maladie qu'il vient de constater chez son enfant, après avoir, s'il ne la connaissait déjà, recherché la source exacte de la syphilis, après avoir provoqué ou seulement recueilli du père l'aveu de sa syphilis prématrimoniale ou extra-conjugale, le médecin lui annoncera que la nourrice est contagionnée; il lui montrera que l'état de cette femme nécessite un traitement qu'il n'a voulu prescrire sans avoir eu un entretien avec lui, père de famille, et lui déclarera qu'il y a, de ce fait, des décisions sérieuses à prendre et qu'il convient de les envisager de suite, de les arrêter sans tarder.

Déclarer à une nourrice qu'elle a la syphilis, qu'elle l'a prise de son nourrisson, c'est lui dire, sans presque voiler, que le père de ce nourrisson en a été atteint, lui révéler un secret que ce père n'a fait connaître qu'en tremblant au médecin, et du coup le faire tomber dans le domaine public où il entrera par l'office. Si puissants que soient les arguments médicaux pour justifier et imposer sa révélation, ils auraient sans doute à ce moment peu d'effet sur l'esprit du père. Mieux vaut lui montrer ceux qui le frapperont le plus, en visant son intérêt personnel.

La nourrice ne se sait pas encore syphilitique, mais empêchera-t-on jamais cette femme de s'en douter? empêchera-t-on que quelque amie, quelque payse plus rusée ne lui ouvre les yeux et ne la dépêche chez un médecin dont ce sera le devoir strict de lui dire toute la vérité? Et alors, peut-être demain, peut-être dans quelques heures, le secret de la minute actuelle ne sera plus un secret : il sera connu de l'office, il pénétrera dans le cabinet d'un homme d'affaires, d'où il sortira sous la forme d'assignations, puis un procès le fera connaître urbi et orbi.

Ce procès, la nourrice le gagnera, parce que les nourrices gagnent toujours les procès aussi clairs que serait celui-là et obtiennent en dommages-intérêts des sommes respectables.

En supposant que la nourrice ne soit pas sur ses gardes actuellement et que personne ne l'engage dans un procès immédiat, ce sera pour plus tard, après sa rentrée au pays, lorsqu'elle aura infecté son mari, alors que peut-être elle sera morte de syphilis et que son mari en sera devenu infirme, et le chiffre des dommages-intérêts en sera accru, à moins que le bonhomme de mari, plus malin et moins malade, ne les regagne et au delà par un chantage prolongé et savant.

Au point de vue de sa propre considération, il y a donc pour le père — et il le comprendra avec un peu de réflexion — moins à craindre de divulguer à la nourrice que de lui dissimuler la nature vraie de sa maladie; cette divulgation, le médecin pourra se charger de la faire, car il peut, lui tierce personne et médecin, la faire plus facilement, en insistant sur l'intérêt médical de cette divulgation et sur l'inutilité qu'il y a pour la nourrice à faire savoir à tous qu'elle a été infectée.

Pécuniairement encore, le père gagnera à la divulgation de ne pas courir les risques d'un procès, coûteux par ses frais, coûteux par les dommages-intérêts auquel il sera condamné.

Qu'il ne croie pas cependant se tirer d'affaire sans bourse délier : en offrant, sans hésiter, une indemnité à la nourrice, et une indemnité raisonnable, il réparera dans une certaine mesure le tort, peut-être considérable, qu'il aura causé à cette femme : il accomplira un acte de justice, auquel un honnête homme ne peut se dérober. Il défendra, en même temps, ses intérêts bien compris, car il prendra la nourrice par son côté faible et mettra peut-être une sourdine à ses bavardages.

Engager le père à indemniser la nourrice peut sembler sortir des attributions médicales : le médecin reste cependant dans son rôle, parce que ce « conseil d'ami », au bon sens du terme, l'aidera à sortir d'une situation d'ordre essentiellement médical, où trop d'intérêts véritablement médicaux se trouveraient compromis si elle ne se dénouait comme elle doit se dénouer.

Mais, après avoir ajouté qu'il y a tout avantage à terminer rapidement l'affaire, le médecin, suivant le conseil de M. Fournier, se récusera; il se gardera bien de suivre l'exemple donné par Diday, qui alla discuter avec le notaire de la nourrice les conditions d'une tran-

saction (1) : il n'a charge que des intérêts médicaux de
son client et non de ses intérêts pécuniaires, auxquels
il n'entend souvent pas beaucoup et qu'une intervention
directe pourrait compromettre. Il laisserait peut-être
quelque peu de sa dignité dans un marchandage qui
regarde les hommes d'affaires et, si le père croit prudent
de se garantir contre une réclamation ultérieure par un
reçu en règle, qu'il laisse aux hommes de loi le soin
d'en indiquer la teneur.

La tâche du médecin n'est, au reste, pas encore
finie. Il faut encore conserver la nourrice, ou du moins
s'efforcer de le faire. A cela, les parents qui ont accepté
les deux mesures précédentes, l'aveu et l'indemnité,
ne font pas d'objections. En feraient-ils qu'il suffirait
de leur rappeler que l'enfant a tout avantage à être
nourri au sein et que, d'autre part, ils ne peuvent risquer
d'infecter encore une nourrice, qu'enfin la nourrice,
quoique syphilitique, n'expose, de ce fait, leur enfant à
aucun danger.

Il reste, par contre, à obtenir le consentement de la
nourrice.

Pour y réussir, le mieux est d'agir le plus rapidement
possible ; sans tarder, le médecin mettra, avec l'assentiment de la famille, la nourrice au fait de sa maladie, sans lui
laisser le temps de s'effrayer, de s'enquérir, de recevoir
de mauvais conseils ; puis, il lui fera connaître qu'elle sera
convenablement indemnisée, et enfin qu'elle a tout intérêt à rester dans la maison où elle sera soignée, tandis
que partout ailleurs elle serait dangereuse, dangereuse
pour son mari, dangereuse pour tout nourrisson qu'elle

____

(1) DIDAY, *Le péril vénérien dans les familles.* Paris, 1881, p. 435.

viendrait à allaiter, que par conséquent son départ la priverait du bénéfice qu'elle comptait légitimement trouver en se plaçant.

Telle est la conduite à tenir par le médecin, tel est le résultat qu'il doit chercher à obtenir. M. Fournier le résume en trois mots dans la formule qu'il conseille de proposer aux parents : *Avouer, payer, conserver la nourrice.*

En tout ou partie, le médecin peut échouer dans ses négociations laborieuses. Que lui reste-t-il à faire?

Il a échoué sur le premier point : impossible d'obtenir des parents — du père — qu'ils fassent connaître à la nourrice le nom ou, à défaut du nom, la nature véritable de la maladie dont elle et son nourrisson sont atteints. Ils sont dans leur droit, au point de vue légal, sinon au point de vue moral.

Le médecin — je me suis assez catégoriquement expliqué sur ce point — ne peut s'associer à une aussi mauvaise action ; il ne le peut ni comme honnête homme, ni comme médecin ayant quelque souci de la santé publique. Et pourtant, il est enchaîné par le secret professionnel, car dire à la nourrice qu'elle a la syphilis est implicitement mais nettement lui faire savoir que l'enfant dont elle a pris cette maladie et le père de cet enfant sont syphilitiques. Peut-être même le père qui se refuse à cet aveu sait-il à quel point le médecin est lié par la loi sur le secret professionnel — on a eu soin de le lui apprendre dans le roman et à la scène — et escompte-t-il son silence.

Le médecin se taira, il dira même à son client, si coupable qu'il le suppose, qu'il respectera son secret; la nourrice viendrait-elle l'interroger, il ne se permettra aucune allusion, il refusera de répondre, purement et simplement.

Il lui reste pourtant un droit, c'est celui de se retirer. Telle est la conduite que conseille M. Fournier. Le départ brusque, la cessation des soins du médecin qui pourra même en aggraver la signification en refusant toute ordonnance et toute prescription, ne sont pas seulement une protestation platonique contre la conduite de clients plus qu'indélicats ; ils éveilleront sans doute des soupçons dans l'esprit de la nourrice : c'est même là leur objectif principal.

Que, mise ainsi sur ses gardes, la nourrice vienne trouver le médecin, lui demander si la maladie qu'il a constatée est dangereuse, il ne se départira pas de son silence. Il lui répondra seulement que, étant ou mieux ayant été le médecin de ses maîtres, il ne peut rien lui dire ; mais, ajoutera-t-il, allez consulter un autre médecin. Et certes, celui-ci reconnaîtra la syphilis ; il est le médecin de la nourrice et non celui de ses maîtres, il peut donc lui répondre.

Le deuxième terme du programme, l'indemnité, concerne une obligation morale pour les parents : si ceux-ci ne le comprennent pas, le préjudice éprouvé par la nourrice étant d'ordre pécuniaire et non d'ordre médical, le médecin pourra regretter de ne pas s'être mieux fait comprendre et déplorer l'obnubilation morale de ses clients. Il n'encourt de ce fait aucune responsabilité. Il se contentera d'enregistrer un document humain.

Reste le troisième terme, le maintien de la nourrice auprès de l'enfant. A tous égards, il est regrettable de ne pouvoir l'obtenir : d'abord au point de vue des intérêts pécuniaires du client et en raison des procès qui suivent le plus ordinairement le départ des nourrices dans ces conditions ; puis au point de vue de l'intérêt social et en raison de la contamination possible de l'entourage de la nourrice (1), si surtout ce départ a précédé les explications données par le médecin à cette nourrice ; enfin au point de vue de la santé de l'enfant et en raison de l'impossibilité qu'il y a de le confier à une nourrice saine.

Ici reparaît le rôle du médecin. Bien qu'à proprement parler, il ne s'agisse plus que de mesures exclusivement thérapeutiques, et que la question n'ait plus de rapports directs avec la déontologie, il convient d'en dire quelques mots.

L'enfant peut être mis au sein d'une nourrice syphilitique. Ce serait la solution idéale médicalement parlant, mais combien peu pratique. Il faudrait d'abord trouver une nourrice ayant eu la syphilis ; or, il ne s'en trouve pas dans les bureaux de nourrices, ou du moins il ne s'en devrait pas trouver et, de fait, au jour où le besoin s'en fait sentir, on n'en découvre pas. Dans les hôpitaux spéciaux, il est toujours délicat pour un chef de service de souligner et de certifier la syphilis de ses malades en les plaçant comme nourrices infectées, et cependant le médecin est seul à pouvoir désigner les femmes remplissant ces conditions. Enfin, dans les familles, on éprouvera toujours quelque répulsion à prendre comme nourrice, une femme qu'on sait syphilitique, cela à cause de la conduite qu'on lui supposera,

---

(1) Je ne parle pas ci de la possibilité de l'infection d'autres nourrissons par cette nourrice : si elle fait un procès à ses maîtres, elle sera, de ce fait, mise dans l'impossibilité de se replacer.

peut-être à tort, à cause de ses bavardages possibles sur son origine et sur ses qualités spéciales.

Dans la pratique donc, la nourriture par une femme est en réalité interdite aux petits syphilitiques. Il reste le choix entre les divers procédés d'alimentation artificielle : nourriture par une ânesse ou par une chèvre, procédés difficilement réalisables et fort dispendieux, nourriture au moyen du lait de vache naturel ou coupé, pris au verre ou au biberon; l'emploi du lait stérilisé soit industriellement soit sur place, a, dans ces dernières années, singulièrement modifié les conditions de l'allaitement artificiel, lui a donné une presque sécurité qui était inconnue auparavant; s'il présente encore des aléas, leur importance est considérablement réduite; il a supprimé dans la pratique urbaine les quelques tentatives d'allaitement par les ânesses et les chèvres, qu'on ne trouve plus guère que dans les syphilicomes.

Ce qui précède concerne les cas où nourrice et nourrisson sont tous deux reconnus syphilitiques au moment de l'examen, la syphilis de l'une dérivant de la syphilis de l'autre.

Or, l'infection de la nourrice par un nourrisson syphilitique n'est pas fatale : l'enfant peut n'avoir pas eu aux régions dangereuses, la bouche et le nez, de lésions spécifiques suintantes; la nourrice peut aussi n'avoir et n'avoir eu, pendant que duraient les lésions spécifiques de l'enfant, aucune érosion, aucune écorchure, aucune solution de continuité, si faible soit-elle, des téguments de la région mammaire. La coïncidence des deux effractions épidermiques, qui est nécessaire pour que la syphilis se transmette, a pu d'autant mieux ne pas se réaliser que le début des manifestations hérédo-syphilitiques de l'enfant est plus rapproché de leur constatation par le médecin.

Voici donc d'une part un enfant hérédo-syphilitique, d'autre part une nourrice chez laquelle l'examen le plus attentif ne permet pas de découvrir la moindre trace actuelle de syphilis ; en particulier, la région mammaire ne montre aucune ulcération si minime soit-elle, le volume des ganglions lymphatiques de l'aisselle n'a rien d'anormal, la cavité buccale et spéciale-ment les lèvres, les ganglions correspondants du cou sont absolument intacts.

Que faire ?

Il faut commencer par une mesure diamétralement opposée à celle qui, en cas d'infection de la nourrice, s'imposait dans l'intérêt de l'enfant.

Cette nourrice saine, il faut lui retirer son nourris-son ; cela, quel que puisse être l'intérêt de l'enfant, dans son intérêt propre, à elle nourrice. Et le lui retirer sur l'heure. A partir du moment où la syphilis est reconnue chez un enfant, cet enfant ne doit, sous aucun prétexte, prendre le sein de sa nourrice restée saine.

Les objections ne vont pas manquer de la part de la famille. Il faut donc que le médecin soit, sur ce point, armé pour répondre, et armé d'arguments à la fois mé-dicaux et juridiques.

Il existe, en effet, dans la jurisprudence, un arrêt de Cour d'appel de la plus haute importance. Cet arrêt, rendu par la Cour de Dijon à la date du 14 mai 1868, déclare que « le médecin qui, sciemment, laisse ignorer à une nourrice les dangers auxquels l'expose l'allaite-ment d'un enfant atteint de la syphilis constitutionnelle, peut être déclaré responsable du préjudice causé par sa réticence ». Dans l'affaire qui s'est terminée par cet arrêt, le Dr B... n'a dû d'être acquitté qu'à ce que. dit encore l'arrêt, « la responsabilité ne peut toutefois être encourue qu'autant que le préjudice est le résultat incontestable du fait de celui auquel on en demande la réparation,... qu'il n'est pas certain qu'à cette époque du 20 février (où le médecin avait constaté la syphilis de l'enfant) elle aurait pu échapper à la contamination, lors même qu'avertie du danger par le médecin elle eût aussitôt cessé l'allaitement, et qu'ainsi il n'est pas démontré que la réticence regrettable du Dr B... lui eût causé préjudice ». Cet arrêt, bien souvent commenté, remonte à une époque où l'obligation du secret professionnel pour le médecin était moins strictement interprétée par les tribunaux qu'elle ne l'est actuellement; il est vraisemblable qu'à l'heure présente il ne se trouverait plus un tribunal, ni une Cour d'appel, pour reprocher à un médecin de n'avoir pas révélé un secret professionnel. Il n'en résulte pas moins que la justice a pu considérer comme regrettable, presque comme tombant sous ses coups, la dissimulation à une femme de la nature de la maladie de son nourrisson et qu'il pourrait se présenter telle ou telle circonstance où le médecin, n'étant plus enchaîné par l'obligation du secret, succomberait dans un procès en responsabilité civile.

N'aurait-il pas à craindre les foudres de la justice, le médecin a ici un devoir de conscience à remplir envers une femme courant un danger dont il est seul à connaître et à pouvoir apprécier l'importance; il a, pour voir les choses de plus loin, un véritable devoir social à remplir, parce que cette femme, si elle est contaminée et si, par suite des mêmes errements, elle reste dans l'ignorance de sa propre maladie, pourra causer des contaminations syphilitiques multiples et faire souche d'hérédo-syphilitiques.

Je citais plus haut les paroles indignées de M. Fournier à la pensée qu'on puisse risquer, même pour sauver l'enfant, de donner la vérole à une femme, en lui confiant un nourrisson hérédo-syphilitique. C'est encore le confier à cette femme que le lui laisser.

La question me paraît jugée ; je m'étonne seulement, ici encore, que de bons esprits, des syphiligraphes expérimentés comme Diday, aient pu avoir quelque hésitation.

Il y a cependant, pour tout autre qu'un médecin, une raison d'hésiter dans le cas présent. Voilà une femme qui, depuis plusieurs jours, peut-être plusieurs semaines — cela s'est vu — nourrit un enfant porteur de manifestations syphilitiques ; elle a bien eu le temps de prendre la syphilis : si elle ne l'a pas prise, elle ne la prendra pas, et même, ajoutera parfois le père de famille, si elle ne l'a pas prise, c'est qu'elle l'a déjà eue et, de déduction en déduction, il va peut être tenter une diversion et accuser cette femme d'avoir donné à son enfant la syphilis qu'elle n'a pas. Un autre père de famille, raisonneur et fort de son expérience personnelle, rappellera qu'il a pris la syphilis la première fois qu'il a eu un rapport avec une femme syphilitique ; comment voulez-vous que cette femme n'ait pas pris la syphilis de mon enfant la première fois qu'elle lui a donné le sein ?

Certes, oui ; la syphilis se prend souvent au premier contact avec une femme syphilitique, voire même au premier contact avec une femme ; mais elle peut aussi ne se prendre qu'au $n + 1^{me}$ contact avec une femme syphilitique, si grande que l'on suppose la valeur de n. De même, la nourrice peut ne la prendre qu'à la $n + 1^{me}$ tétée ; mais si, par malheur, l'enfant venait de faire sa n^{me} tétée !

Le père de famille ne manquera pas d'invoquer l'intérêt de son enfant, habitué au lait de sa nourrice, qu'on va priver, au moment même où il est le plus malade, de cet aliment, le seul qui lui convienne. A cela, on lui objectera qu'il a déjà bien de la chance que la nourrice ne soit pas partie en voyant l'apparence pitoyable du nourrisson, plus repoussant encore pour une paysanne que redoutable au point de vue médical, qu'elle n'ait pas crié partout son dégoût. A-t-il réfléchi aux conséquences de ce départ, sont-elles plus graves que l'alimentation de l'enfant au lait stérilisé qui va lui être donné et qui a déjà élevé tant d'enfants, de syphilitiques comme d'autres ?

Qu'il sache bien, d'ailleurs, à quoi il s'expose, lui père de famille, si cette femme prend la syphilis, si elle peut prouver — et cela ne lui sera pas très difficile — qu'elle a été contaminée par l'enfant à une date postérieure à celle où la syphilis de l'enfant a été reconnue ! Pécuniairement, au moins, s'il ne sait pas entendre la voix de sa conscience, il lui en coûtera plus encore que si cette femme était aujourd'hui même atteinte de syphilis.

Le père de famille s'entête-t-il à laisser continuer l'allaitement par la nourrice, le médecin sera toujours à même de mettre sa responsabilité à couvert, et par un moyen très simple. Au lieu de partir brusquement, sans remettre d'ordonnance, et en annonçant sa décision de cesser toute relation avec le client comme dans le cas où la nourrice était déjà infectée, il laissera, au contraire, une trace écrite de son passage dans la maison. Et pour cela, il rédigera une ordonnance. De cette ordonnance, M. Fournier donne le type d'une façon très précise. Elle doit comprendre d'abord la prescription médicamenteuse appropriée à l'état de l'enfant, puis, *entre cette prescription et la signature*, afin qu'elle ne puisse être détachée sciemment ou inconsciemment, la recommandation suivante : impossibilité absolue de continuer l'allaitement par la nourrice. Une fois l'ordonnance rédigée, datée et signée, la remettre au père de famille en le priant de la lire.

La conduite proposée au médecin par M. Fournier dégage entièrement sa responsabilité. Elle la transfère au père de famille qui ne peut plus dès lors ignorer son devoir.

Elle a pour corollaire — comme dans les cas où, la nourrice étant infectée, le père de famille se refuse à lui faire connaître la nature de sa maladie — la cessation de tous rapports ultérieurs entre la famille de l'enfant et le médecin. Celui-ci, en se retirant, fera connaître qu'il entend rompre, ne voulant en aucune façon accepter ou paraître accepter la moindre part de complicité et de responsabilité dans ce qui adviendra par la suite. S'il a quelque raison de craindre que ses dernières paroles ne soient pas bien comprises ou aient passé inaperçues dans l'émotion de son départ, il confirmera le jour même, par lettre recommandée, son intention de cesser ses soins et, suivant l'usage, joindra la note de ses honoraires, sans indiquer dans cette lettre les motifs de sa retraite.

Effrayée peut-être par son départ, ou s'étonnant au bout de quelques jours de ne plus revoir le médecin et de voir persister les boutons de l'enfant, mal soigné ou même non soigné par ses parents, la nourrice vient-elle trouver le médecin, lui demander ce qu'a son nourrisson; le médecin se gardera de lui faire une réponse évasive, susceptible de la laisser dans une quiétude dangereuse. Il lui répondra simplement que, ayant soigné l'enfant comme médecin de la famille, il n'est pas en droit de lui donner le moindre renseignement sur la santé de cet enfant; qu'elle demande aux parents ou qu'elle aille consulter un autre médecin !

Et cet autre médecin ne connaissant pas la famille du nourrisson, n'ayant reçu d'elle ni confidence ni mission médicale, sera en droit de lui donner un conseil, le seul conseil de mise en la circonstance, celui de cesser incontinent la nourriture. Ce qui résultera de ce conseil sera la conséquence de l'entêtement des parents : à eux en remontera la responsabilité, quoiqu'il advienne.

La question est donc tranchée pour le médecin lorsque les parents ont refusé de suspendre l'allaitement ou, du moins, il a cessé de prendre part à sa solution.

A-t-il, au contraire, obtenu gain de cause sur ce point, sa tâche est loin d'être terminée. Il a encore à s'occuper et à se préoccuper de l'enfant, et aussi de la nourrice.

De l'enfant d'abord. Avec lui, tout est simple. C'est un hérédo-syphilitique et un nourrisson, mais un nourrisson qui n'a plus de nourrice et ne peut plus en avoir, tout au moins ne peut plus avoir de nourrice saine. Nous avons vu plus haut comment un enfant hérédo-syphilitique peut être alimenté : par une nourrice saine, par une ânesse, par une chèvre, ou simplement à la tasse ou au biberon, avec du lait de vache stérilisé. Je n'ai pas à y revenir. Nous verrons cependant dans un instant que, peut-être dans un avenir prochain, sa situation va se modifier : elle se modifiera non pas de son fait, mais du fait de sa nourrice, et en se modifiant, elle va devenir celle de l'enfant syphilitique ayant une nourrice syphilitique; nous connaissons également cette situation.

Avec la nourrice, nous nous trouvons, au contraire, dans une situation nouvelle qu'il faut envisager dans le présent et dans l'avenir.

Situation nouvelle, en effet, et qui ne peut être exactement comparée à aucune autre, sauf, sous certains rapports, à celle d'une femme mariée qui a eu récemment des relations avec un homme syphilitique autre que son mari.

Cette nourrice, qui ne présente aucune trace de syphilis, mais qui vient d'être exposée, du fait de son nourrisson, à devenir syphilitique, peut être syphilitique ou ne pas l'être, et personne actuellement ne saurait dire si elle l'est ou si elle ne l'est pas, ou mieux si elle le sera ou si elle ne le sera pas.

Il se peut en effet que, ayant été contagionnée au cours de sa nourriture, elle soit encore dans la période d'incubation du chancre, dans cette période où aucun phénomène, aucun trouble local ou général ne décèle la germination du virus. Dans ces contacts, j'allais dire dans ces rapports multiquotidiens, qu'elle a eus avec son nourrisson, lequel a été fertile et contagionnant? Nul ne peut le soupçonner.

Pour qu'elle puisse être déclarée indemne, il va falloir laisser passer tout le temps de la durée maxima de l'incubation de la syphilis, soit six à sept semaines, comptées à partir du dernier rapport, c'est-à-dire de la dernière tétée. L'apparition d'un chancre la tranchera vraisemblablement plus tôt, car, somme toute, cette femme a de grandes chances d'avoir été contagionnée, et d'avoir été contagionnée lors d'une tétée antérieure à la dernière; mais la sécurité, en cas de non-développement du chancre, ne sera complète qu'à partir de cette date ultime.

Si, au cours de la période d'observation, cette femme vient à présenter un chancre syphilitique, et c'est au mamelon qu'on le verra le plus souvent apparaître, l'enfant pourra lui être rendu, dès que le diagnostic sera établi sans discussion possible... à la condition qu'elle ait conservé son lait jusque-là.

Reste-t-elle, par contre, indemne de syphilis pendant toute la durée possible de l'incubation du chancre, elle pourra, sans aucun danger, prendre un nourrisson sain... à condition encore qu'elle ait conservé son lait pendant ces six à sept semaines.

Donc le premier cas, le bénéfice sera pour l'enfant, qui retrouvera sa nourrice. Quant aux parents, ils auront encore à satisfaire aux deux premiers termes des devoirs que M. Fournier trace aux parents d'un hérédo-syphilitique ayant infecté sa nourrice : avouer et payer. Le temps écoulé depuis la constatation de la syphilis de l'enfant aura permis au médecin de préparer les voies, aux parents de réfléchir et de s'accoutumer à cette idée.

Dans le second cas, l'enfant est définitivement privé de sa nourrice, du moins en temps que nourrice, car il peut arriver que la nourrice ayant perdu son lait ne cherche pas à se replacer ou qu'elle trouve plus avantageux de rester dans la maison comme « nourrice sèche ».

Pour réaliser ce programme en partie double, dont les alternatives ont du moins l'avantage de réserver tous les droits des parties — enfant, parents, nourrice — et dont chacune sera favorable à une au moins des parties, sinon à deux, il est une condition première indispensable, c'est de conserver la nourrice, de la conserver au domicile des parents et en observation, qu'on lui laisse le rôle de bonne d'enfants ou qu'on l'occupe à quelque autre besogne ; il en est une seconde, subordonnée à la première, moins indispensable, mais avantageuse à bien des égards, c'est de lui conserver son lait, ce qui peut être réalisé au moyen d'un tire-lait ou au moyen de la succion par de jeunes animaux, de jeunes chiens par exemple, mais jamais, au grand jamais, par un enfant.

La condition première ou indispensable, la conservation de la nourrice, est plus facile à réaliser que lorsqu'elle est infectée. Le médecin n'a plus, si elle reste indemne, — ou n'a pas encore, si la syphilis apparaît tardivement, — à demander aux parents d'avouer et le seul sacrifice pécuniaire à leur imposer pour le moment est de lui maintenir ses gages au même prix que si elle nourrissait. Quand aux parents ils devront décider, suivant que la nourrice sera ou non soigneuse et soumise, susceptible de ne plus donner le sein et de prendre les précautions voulues, s'il convient qu'elle continue à s'occuper de l'enfant, ou s'il est préférable de lui donner quelque autre charge dans la maison.

C'est seulement vis-à-vis de la nourrice que le médecin doit agir avec quelque peu de diplomatie : il faut ne pas l'effrayer, tout en prenant garde qu'elle ne s'avise pas de donner le sein à l'enfant, il faut aussi la faire patienter le temps nécessaire pour être fixé définitivement à son sujet. On lui représentera que l'enfant est atteint d'une maladie qu'elle pourrait contracter, qui pourrait lui déformer le sein, empêcher définitivement la nourriture, que de plus l'enfant a besoin de prendre des médicaments qui ne peuvent utilement lui être donnés que dans du lait d'ânesse et largement dilués, que la maladie de l'enfant étant passagère, il pourra sans doute reprendre le sein dans quelques jours, qu'elle recommencera alors — mais seulement lorsque le médecin lui permettra — à nourrir l'enfant; rien n'est plus facile, que de conserver son lait jusque-là, il lui suffira de dégorger elle-même ses seins ou d'allaiter un jeune animal; d'ailleurs, ses maîtres lui conserveront ses gages; elle ne voudrait certainement pas quitter, parce qu'il est atteint passagèrement de boutons, un enfant qu'elle a déjà allaité et qui redeviendra plus tard un beau nourrisson. Si elle doit rester auprès de l'enfant et le soigner, on lui recommandera toutes les précautions utiles pour éviter la contagion par les diverses voies banales, bouche, mains, etc.

La nourrice, pour une raison ou une autre, n'accepte pas ces conditions. Soit méfiance, soit confidence entendue, soit commérage, elle sait ou soupçonne ce qui la menace. Bref, avant que soient expirés les délais d'incubation de la syphilis, elle quitte sa place, et, à ce moment, elle n'a ni sur les seins, ni ailleurs, trace de chancre. Comme elle a conservé son lait, son premier soin va être de chercher à se replacer en qualité de nourrice.

Elle risquera d'infecter un nourrisson dès l'apparition du chancre.

Y a-t-il quelque moyen à employer, quelque tentative à faire pour empêcher semblable accident?

Si la nourrice n'était pas partie brusquement, et si le médecin avait été prévenu à temps qu'elle se disposait à partir, il aurait pu se mettre en travers, montrer encore une fois aux parents le danger qui les menaçait ; l'infection d'un enfant, le remords qu'ils en auraient, la découverte de la syphilis chez la nourrice par une famille qui sera mise au courant de leur secret, peut-être une action judiciaire en responsabilité intentée par la nourrice ; il aurait pu leur montrer qu'avec un peu d'argent ils gagneraient quelques jours qui suffiraient à leur tranquillité, peut-être même leur conseiller de faire à la nourrice un demi-aveu qui l'aurait mieux amenée à composition.

Tout cela n'est plus possible : la nourrice a emporté peut-être le germe de la maladie, peut-être aussi le secret des parents. Le médecin doit se reconnaître impuissant. Il n'a pas la ressource d'aller dénoncer à la police la nourrice qui a fui, de l'empêcher de se replacer.

Et cette même police, qui devrait protéger la santé publique, qui a la charge et la prétention d'empêcher la propagation de la syphilis, va, si cette nourrice vient la trouver, lui délivrer un certificat lui permettant de se placer à nouveau comme nourrice (1) !

(1) La question des nourrices en incubation de syphilis est parmi les plus graves qui se posent aux autorités chargées de veiller sur la santé publique. M. Fournier a appelé spécialement l'attention sur elle dans une leçon reproduite par la *Semaine médicale* (1886, p. 493) et dans un rapport à l'Académie de médecine sur la prophylaxie publique de la syphilis (*Annales d'hygiène publique et de médecine légale,* juillet 1887). Dans ce rapport, il proposait, pour empêcher qu'une nourrice puisse être replacée après avoir allaité un enfant atteint de syphilis, que tout parent prenant une nourrice dans un bureau s'engageât à lui fournir à la fin de la nourriture un

Implicitement, tout ce qui précède ne s'applique qu'aux nourrissons élevés dans leur famille, et dans des centres où les médecins sont assez nombreux pour que la famille de l'enfant ait son médecin, et que la nourrice puisse, si elle le désire, aller demander conseil et protection à un autre médecin.

La syphilis est pourtant loin d'être l'apanage des petits citadins et des familles pouvant faire les frais d'une nourrice sur lieux.

certificat médical ainsi libellé : « Je, soussigné, certifie qu'il n'est pas à ma connaissance que les parents de l'enfant X..., auxquels je donne mes soins depuis..., soient affectés d'aucune maladie héréditaire qui puisse être transmise à la nourrice chargée d'allaiter cet enfant. » Le caractère inquisitorial de ce certificat, qui présentait de très graves inconvénients au sujet des secrets médicaux des familles et que les parents syphilitiques auraient facilement éludé en allant pour l'occasion chercher un nouveau médecin, ne lui donnait aucune chance d'être exigé par un règlement administratif. La Commission retira sa proposition avant la discussion du rapport.

M. Duvernet, médecin inspecteur des nourrices, à la Préfecture de police, a demandé à l'Académie de médecine, le 10 mars 1891 (Voy. *Annales de Dermatologie*, mai 1891, p. 387) d'appuyer une proposition aux termes de laquelle les parents, en choisissant une nourrice, s'engageraient à lui fournir, lors de sa sortie, un certificat attestant que son nourrisson n'est atteint d'aucune maladie contagieuse. Cette mesure serait facile encore à éluder, car les parents qui se sauraient entachés de syphilis ne s'adresseraient plus aux bureaux de nourrices ; elle prêterait encore à bien des objections. Elle n'est d'ailleurs pas édictée.

Tout se réduit, à la Préfecture de police, en fait de protection contre les nourrices en état d'incubation syphilitique, à ceci : toute femme ayant donné le sein à un enfant syphilitique est ajournée à deux mois, à partir du moment où elle a cessé de donner le sein, pour un nouvel examen, et c'est seulement après cet examen qu'elle peut-être admise à se placer de nouveau comme nourrice ; toute nourrice sur lieux qui, sortie de place, n'est pas munie d'un nouveau certificat médical, doit être renvoyée à la visite de la Préfecture de police avant d'être autorisée à séjourner dans un bureau de nourrices.

Tout le monde est d'accord pour déclarer ces mesures insuffisantes.

Beaucoup de petits syphilitiques sont au contraire élevés loin de leurs parents, dans des campagnes où il n'existe qu'un seul médecin : il est le médecin de la nourrice et les parents de l'enfant l'ont prié de surveiller le nourrisson, de le soigner s'il vient à tomber malade ; il se trouve donc avoir pour clients et l'enfant et la nourrice, détenir les secrets et de la nourrice et des parents.

L'enfant, bien portant jusque-là, est atteint inopinément de manifestations syphilitiques : la nourrice est encore indemne en apparence, le médecin va-t-il attendre la venue des parents pour leur demander leur avis, va-t-il laisser infecter la nourrice et peut-être les nourrissons commensaux du petit syphilitique en permettant de continuer l'allaitement de ce dernier.

Il s'exposerait, certes, à une grave responsabilité. Il n'a pourtant pas le droit de divulguer le secret des parents, ses clients.

Il lui reste la ressource d'imposer à la nourrice, et de la façon la plus formelle, la suspension immédiate de l'allaitement, en prétextant une maladie contagieuse, ou un trouble de santé, mais sans prononcer de nom, pas même celui de gourme qu'on lui reprocherait peut-être dans l'avenir.

Ayant pris cette mesure conservatoire, ainsi que diraient les légistes, il doit se hâter de prévenir les parents, les prévenir que l'enfant est malade, qu'il est obligé de faire interrompre l'allaitement et les prier de venir d'urgence causer avec lui. Les ayant ainsi avisés par dépêche, il pourra leur renouveler l'avis par lettre recommandée adressée au père ; mais dans cette lettre, se garder de prononcer le nom de syphilis, car elle peut être décachetée, lue par la mère, ou être adressée à un mari qui ignore la syphilis de sa femme; c'est de vive voix et sur place, hors la présence de la nourrice, que se fera l'enquête étiologique, que sera énoncé le diagnostic, que sera formulée la conduite à suivre; mais, en cas de résistance des parents, la prescription de cesser l'allaitement leur sera remise écrite.

Les parents se refuseraient-ils à reprendre leur enfant, et la nourrice ne le leur aurait-elle pas déjà rendu, que le médecin, si la scène se passe en une localité où il n'est pas possible de consulter un autre confrère, serait bien en droit, lui médecin de la nourrice, de lui faire connaître la nécessité de ne pas continuer l'allaitement. D'ailleurs, un procès s'ensuivra sans doute et la nourrice sera fixée par les experts et par le jugement : le médecin n'aura alors plus rien à lui dissimuler et pourra continuer de la soigner.

C'est encore sur place et de vive voix que seront exposés aux parents leur devoir et leur intérêt au cas où la nourrice aura été contaminée.

Il y a quelques années, l'administration de l'Assistance publique recommandait à ses médecins inspecteurs de ne pas faire connaître aux nourrices que les enfants qu'elle leur avait confiés étaient atteints d'hérédo-syphilis: elle espérait ainsi éviter des procès. Je ne crois pas que ce but ait été atteint, et peut-être même des contaminations multiples ont-elles été la conséquence de ce silence et l'occasion de procès plus nombreux et plus onéreux. Injustifiable au point de vue de ses résultats, ce silence ne pourrait être basé que sur la nécessité de respecter un secret; mais, dans l'espèce, à qui appartient le secret de l'enfant trouvé? Si la question se posait devant les tribunaux, il est vraisemblable qu'il serait attribué au tuteur légal de l'enfant, c'est-à-dire

au directeur de l'Assistance publique, lequel a le droit
d'en déléguer l'usage à ses représentants directs et en
particulier à ses médecins inspecteurs, à la condition
qu'il y aille de l'intérêt du mineur qu'il représente (1).
Or, à propos des enfants nourris au sein et ayant
infecté leur nourrice, nous avons vu que l'intérêt de
l'enfant est de conserver sa nourrice; l'intérêt d'un
enfant trouvé syphilitique, pour lequel on ne trouve
pas à point nommé une nourrice syphilitique, qui, par
suite, doit être élevé au biberon, est encore de conserver, pendant l'élevage au biberon, les soins de sa nourrice, la seule personne qui soit susceptible de se dévouer
à lui.

(1) Un jugement du tribunal civil de la Seine en date du 21 janvier 1889, rendu dans une instance engagée par une nourrice conta
minée par un enfant assisté, contient les considérants suivants :
« Attendu que, quelle que soit la complexité des devoirs qui
incombent au médecin en semblable occurence, ceux qu'il a vis-à-
vis de l'enfant ne sauraient lui faire oublier ceux qu'il a à l'égard
de la nourrice; .... qu'au surplus les règles de la délicatesse professionnelle aussi bien que celles des contrats interdisent au médecin
d'exposer, sans aucun prétexte, une personne saine au danger,
même hypothétique, d'une contagion, sans l'avoir préalablement
avertie, et mise en demeure d'accepter ou de refuser le risque à
courir. »

CHAPITRE X

LES NOURRICES SYPHILITIQUES

Une femme peut devenir syphilitique parce que nourrice.

Nous venons de voir au chapitre précédent qu'elle peut recevoir la syphilis de son nourrisson hérédo-syphilitique : c'est là la cause habituelle, ordinaire de la syphilis des nourrices.

Elle peut encore la recevoir d'un autre nourrisson auquel elle a donné le sein accidentellement, soit pour rendre service à une amie ou à une voisine, soit parce que, ayant elle-même trop de lait pour son enfant, elle cherche à utiliser son trop-plein. Et cela se produit aussi bien dans les bureaux de nourrices, où la syphilis, nous le verrons, n'est pas inconnue, qu'au pays même des nourrices.

Une femme qui nourrit n'est pas à l'abri de la syphilis prise par les voies banales : elle peut la prendre par ces voies banales au cours même de l'allaitement, ou l'avoir prise pendant sa grossesse. Très fréquemment, dans le peuple, — et même dans le monde, — le mari ne pouvant avoir de rapports sexuels avec sa femme dans les derniers temps de la grossesse ou pendant les suites de couches, contracte à ce moment une syphilis extra-conjugale qu'il transmet à sa femme à la reprise des rapports conjugaux.

Pour ces diverses raisons, une nourrice peut être syphilitique.

On pourrait croire qu'une femme syphilitique, se présentant pour prendre un nourrisson ou pour entrer en place comme nourrice sera impitoyablement refusée. Il n'en est rien.

Il peut se faire d'abord qu'elle ne présente aucune manifestation actuelle de syphilis, que ses téguments et ses muqueuses soient indemnes, qu'aucun ganglion révélateur n'existe dans les régions suspectes, enfin que son enfant n'offre aucune trace d'hérédo-syphilis.

Bien plus, et de ceci j'ai la preuve, il arrive qu'une femme, munie de tous les certificats administratifs, ayant passé la visite médicale prescrite pour les nourrices à la Préfecture de police, soit trouvée dans un bureau de placement en profession d'une superbe syphilide pigmentaire.

Il arrive encore, et j'ai vu le fait, qu'une femme non moins pourvue de tous les certificats administratifs, ayant également passé la visite médicale à la Préfecture de police, pourvue de son livret de nourrice, ayant déjà été présentée à plusieurs familles comme devant faire une bonne nourrice, ait un enfant atteint des lésions les plus manifestes, les plus grossières et les plus généralisées de la syphilis héréditaire (1).

Ces faits ne sont certainement pas uniques. Ils prouvent que la visite médicale des nourrices à la Pré-

(1) Je puis encore citer le fait d'une malade que j'avais soignée à l'hôpital pour des lésions syphilitiques secondaires et qui revint quelques semaines après me consulter pour un nourrisson qu'elle avait reçu en garde : elle était pourvue d'un certificat médical et d'un livret de gardeuse, délivrés à une date postérieure à sa sortie de l'hôpital et portait encore les adénopathies multiples que je lui avais reconnues pendant son séjour à l'hôpital.

fecture de police n'est pas plus un brevet de sécurité que la visite officielle des prostituées. Ils prouvent que le médecin chargé de choisir une nourrice dans un bureau de nourrices doit apporter à son examen autant de soins et de minutie que si cette femme ne possédait aucun certificat et n'avait subi aucun examen, que si elle arrivait directement de son pays, et qu'en particulier, il doit rechercher chez elle tous les signes apparents de la syphilis.

Le médecin est donc exposé à trouver dans une famille (1) une nourrice présentant des manifestations syphilitiques, soit que cette nourrice ait été l'objet d'un examen médical insuffisant avant son entrée en place, soit que, prise en dehors d'un bureau de nourrices elle n'ait été l'objet d'aucun examen médical.

La conduite à tenir est très différente suivant les circonstances.

Si le nourrisson confié à cette femme ne présente aucun signe d'infection, il n'y a pas d'hésitation sur

---

(1) Je considère comme un devoir social pour le médecin qui rencontre dans un bureau de nourrices une femme présentant des manifestations syphilitiques ou dont l'enfant est hérédo-syphilitique, de s'opposer par tous les moyens possibles à ce que cette nourrice puisse être placée dans une famille ou même à ce qu'elle reste dans la promiscuité du bureau. Je n'hésiterais pas, pour ma part, à aviser la tenancière du bureau qu'elle a une nourrice dangereuse, — sans spécifier davantage, — qu'il est indispensable que cette nourrice soit présentée de nouveau à la visite médicale de la Préfecture en attirant l'attention du médecin inspecteur sur telle manifestation et que, jusqu'à la visite, elle et son enfant soient tenus séparés des autres nourrices et des autres enfants ; je lui déclarerais que sa responsabilité est engagée moralement et pécuniairement ; que, d'ailleurs, je signalerais moi-même le fait à la Préfecture de police si elle ne me prouvait pas qu'elle a suivi mon conseil en me faisant connaître dès le lendemain la décision du médecin inspecteur.

le point suivant : il faut immédiatement, sans aucun
délai, enlever l'enfant à sa nourrice.

Mais déjà apparaît une difficulté ? Que faire de l'enfant ? Il ne présente aucune manifestation apparente ;
l'examen le plus attentif ne permet de reconnaître ni
syphilides cutanées ou muqueuses, ni roséole, ni adénopathies, ni même de chancre sur un point quelconque du corps, dans la cavité buccale en particulier ;
mais n'est-il pas en incubation de syphilis ? Et qui,
pendant six semaines, pourra affirmer un jour que cet
enfant n'aura pas le lendemain, voire même dans une
heure, une érosion, une papule, première phase d'un
chancre infectant, et cela dans la bouche, sur les lèvres ?
Comment, dans ces conditions, le confier à une nourrice saine ? Il est certain que cet enfant, qui ne peut
débuter dans la syphilis que par un chancre, est un peu
moins dangereux que l'hérédo-syphilitique dont la plus
prochaine manifestation sera la plus insidieuse de
toutes, une plaque muqueuse ; il est certain que le
chancre, chez un enfant très bien surveillé, et dont la
surveillance est relativement facile puisqu'elle durera
au maximum six semaines, pourra être décelé de suite ;
mais, encore une fois, ne pourra-t-il pas apparaître une
heure après l'examen, et dès le début s'éroder, être
représenté par une fissure et déjà jouir de tout son
pouvoir contagieux ? Alors, qui exposerait sa femme à
donner le sein à ce nourrisson ?

De même que l'hérédo-syphilitique, le nourrisson qui
a pris le sein d'une femme en période contagieuse de
la syphilis ne peut être confié à une nourrice saine.
Mais, contrairement à ce qui se passe pour l'hérédo-
syphilitique, pour lequel l'interdiction est définitive et
permanente, pour ce nouveau-né en incubation pos-

sible de syphilis, l'interdiction est transitoire, limitée à la durée maxima de l'incubation syphilitique, soit, en pratique, à six semaines.

Il ne pourrait y avoir à cette interdiction qu'une seule exception, ce serait au cas — parfaitement réalisable dans la pratique, lorsque la famille, cédant aux cris du nourrisson, a devancé l'acceptation de la nourrice par le médecin — où l'enfant n'aurait pris le sein qu'une seule fois, en présence d'une personne soigneuse, et où la nourrice n'aurait touché l'enfant que pour le mettre au sein, où, enfin et surtout, l'examen le plus minutieux du sein pratiqué peu d'instants après l'unique tétée démontrerait l'intégrité absolue du mamelon et des parties adjacentes.

Privé ainsi du sein d'une femme saine, le nourrisson encore sain d'une femme syphilitique se trouve placé dans les mêmes conditions que l'hérédo-syphilitique; il sera, comme ce dernier, nourri soit par une chèvre ou une ânesse, soit par une femme anciennement syphilitique et ayant dépassé la période contagieuse (cette dernière condition est ici de rigueur), soit mieux encore, élevé au lait stérilisé. Inutile de faire ici un exposé de ces divers modes d'alimentation, de leurs avantages et de leurs inconvénients; il a été fait déjà à l'occasion des nourrissons hérédo-syphilitiques (Voy. p. 193). Disons seulement que l'enfant dont il est ici question sera, en général, dans des conditions bien meilleures que le nouveau-né hérédo-syphilitique ou suspect d'hérédo-syphilis pour supporter l'alimentation artificielle : plus vigoureux, mieux constitué, n'étant pas originellement taré, il a bien des chances pour n'éprouver aucun dommage, même s'il est réellement infecté ;

la syphilis acquise de l'enfance a, on le sait, une gravité beaucoup moindre que la syphilis héréditaire.

L'alimentation artificielle sera, cela va sans dire, intégralement et définitivement continuée si, au cours de la période de surveillance, apparaît un accident syphilitique ou une lésion suspecte.

A l'expiration de cette période, il adviendra souvent, si l'enfant est habitué à son mode d'alimentation et s'il le supporte bien, que les parents préféreront le continuer, pour leur propre sécurité, et par crainte de nouvelles mésaventures. Si, au contraire, l'enfant pâtit de la privation du sein, le médecin pourra et devra le confier à une nourrice saine.

Toute autre est la conduite à tenir lorsque la syphilis de la nourrice est découverte après l'infection de l'enfant, le plus souvent alors à l'occasion de l'infection de l'enfant et lorsque le médecin recherche la cause de celle-ci.

Ici, il faut conserver la nourrice toutes les fois que cela est possible, et la conserver le plus longtemps possible. Il y va de l'intérêt de l'enfant dont la syphilis ne peut s'aggraver du fait de la syphilis de sa nourrice et qui, en la conservant, continue de trouver un lait auquel il est habitué et qui, d'autre part, s'il en est privé, va se trouver — car il est évident qu'on ne peut plus le confier à une nourrice, à moins qu'on ne découvre pour lui, à point nommé, une autre nourrice syphilitique — exposé à tous les aléas d'un allaitement artificiel.

Certes, il est cruel pour des parents de découvrir tout à la fois que leur enfant est atteint de syphilis et qu'il l'a reçue de la façon la plus innocente et la plus inattendue de la femme qui lui donne le sein ; leur premier mouvement, bien naturel, a chance d'être pour jeter dehors la créature qui apporte ainsi la maladie, peut-être la honte dans leur maison.

Il n'est cependant pas difficile de leur démontrer que l'intérêt de leur enfant — et il doit pour le moment primer tous les autres — est dans le parti qu'on leur propose. Pour garder la nourrice et pour lui conserver son lait, il leur faudra passer par-dessus bien des difficultés, surmonter peut-être bien des répugnances ; les unes et les autres rentrent dans les obligations des parents vis-à-vis de leurs enfants.

Et d'abord, pour conserver la nourrice, ils agiront prudemment en ne lui faisant pas de reproches, qui seraient d'ailleurs inutiles, qui seraient peut-être déplacés. Avoir la syphilis, leur fera-t-on remarquer, n'est pas un crime ; on peut la prendre le plus innocemment du monde ; cette femme est-elle donc coupable de l'avoir gagnée en donnant le sein à l'enfant d'une de ses voisines atteint d'hérédo-syphilis ? Serait-elle même plus coupable pour l'avoir reçue de son mari, voire de son amant, auquel elle doit l'enfant qui a fait d'elle une nourrice ? On ne peut même pas lui reprocher de l'avoir donnée à l'enfant, car elle est de très bonne foi en ignorant qu'elle l'a.

Au surplus, s'il y a intérêt capital pour l'enfant à conserver la nourrice, il y a aussi intérêt pour les parents. A qui confieraient-ils l'enfant ? A une autre nourrice qui serait syphilitique ? Alors, à quoi bon en changer ? A une bonne d'enfants, à laquelle il faudra imposer toute une série de précautions pour empêcher qu'elle ne s'infecte, qui ira raconter que l'enfant a des boutons, qu'il a une mauvaise maladie, qu'il a déjà donné à une nourrice ce mal qu'il tient bien sûr de son père ? Sans compter que la nourrice qui aura perdu sa place ou qui l'aura quittée à la suite d'une scène, en dira tout autant, criera partout que l'enfant l'a empoisonnée, traduira même peut-être les parents en justice ou organisera un chantage en règle.

Tous ces arguments convaincront, à moins d'entêtement et de parti pris irraisonné, les parents les moins clairvoyants.

Le dernier, la crainte de se voir accuser par elle, alors qu'ils sont, par eux-mêmes et surtout dans la personne de leur enfant, les victimes de la maladie qu'elle a communiquée à celui-ci, les révoltera. Et, cependant, il faut bien leur montrer que cette accusation est possible, qu'elle a bien des chances de se produire, que la nourrice va, dans son ignorance et dans sa mentalité de paysanne, la considérer comme absolument naturelle.

Cette femme qui a été examinée par un médecin dans son pays, par un autre médecin à la Préfecture de police, qui a son livret en règle, cette femme qui a été vue par le médecin de la famille, à laquelle personne n'a jamais rien trouvé à reprocher, cette femme qui n'a jamais éprouvé de mal, jamais eu aucune indisposition, à laquelle personne n'a vu le moindre bouton, on l'accuse d'avoir donné à l'enfant une maladie qui se traduit par un bouton sur la lèvre. Pourquoi donc lui chercher querelle ? dira-elle. Si on veut à toutes forces la faire partir de sa place, qu'on le lui dise donc, ajoutera-t-elle, elle s'en ira bien, mais qu'on n'aille pas lui reprocher le bouton que l'enfant a sur la bouche : ce bouton n'est rien, il va bientôt guérir. Et, si elle a elle-même une érosion sur le sein, elle ne manquera

pas de retourner la proposition, de prétendre que c'est
le bobo de l'enfant qui a causé l'écorchure.

La syphilis n'a-t-elle été diagnostiquée qu'à l'apparition des accidents secondaires chez l'enfant, il
va être encore plus difficile de convaincre la nourrice
que c'est bien elle qui a infecté le nourrisson. Celui-ci
est, en effet, couvert d'accidents sur la peau et dans la
bouche et on veut lui faire croire qu'elle lui a donné
une maladie que personne n'a reconnue chez elle, dont
elle ne présentait aucune trace à son entrée et dont le
médecin la prétend atteinte pour lui faire du tort. Et si
on lui fait constater sur sa muqueuse buccale une
plaque syphilitique, ou sur son cou des macules de
syphilide pigmentaire, elle n'en sera que plus convaincue que l'enfant si malade lui a bien communiqué la
maladie dont elle ne présente que des traces aussi
légères.

Plus d'un citadin, intelligent, mais étranger aux
choses de la syphilis, raisonnerait comme cette paysanne.

Et le raisonnement qu'elle a fait, son mari le fera à
son tour. Et tous deux vont, si on ne les arrête à temps,
courir chez un homme d'affaires et entamer un procès.
Heureux encore si ce procès se déroule sans tarder,
s'il ne s'engage pas à une époque éloignée où les
manifestations de la syphilis chez la nourrice et chez
l'enfant se seront effacées et où l'expert sera dans l'impossibilité d'établir la chronologie et l'ancienneté relative des deux infections !

Ce procès, les parents ne peuvent le désirer ; ils ne
peuvent, même pour être plus sûrs de ne pas le perdre,
brusquer les choses, faire savoir que leur enfant est
syphilitique, poursuivre une nourrice au fond bien

innocente et, par-dessus le marché, priver leur enfant de sa nourrice. Mais il menace, ce procès; il est de stricte prudence qu'ils le prévoient dès maintenant et que sans tarder ils préparent leur défense. Le médecin qui a soigné l'enfant sera, devant la justice, lié par le secret professionnel, il ne pourra déposer sur les phénomènes qu'il a observés chez l'enfant, moins encore sur ceux qu'il a observés chez la nourrice; mais il peut, et c'est là le conseil que m'a donné M. Brouardel dans un cas de ce genre à propos duquel j'ai fait appel à son expérience et à ses lumières, consigner dans une lettre qu'il adressera aux parents l'observation de l'enfant et la description des accidents qu'il constate actuellement chez la nourrice; de cet exposé, qui est identiquement celui que pourrait faire un expert commis actuellement par le tribunal, résultera le plus souvent la preuve de la succession des deux syphilis; plus tard, les parents pourront, si la nourrice leur intente un procès, verser aux débats cette pièce capitale; les experts que le tribunal désignera pour l'éclairer sur les questions techniques de la cause y trouveront précisés et datés les faits essentiels qui leur permettront d'asseoir une opinion et de former la religion des juges.

Pour donner à cette pièce toute sa valeur, il y aura avantage à ce qu'elle soit rédigée et signée par deux médecins, après examen fait en commun de l'enfant et de la nourrice.

Cette précaution prise, il restera au médecin à faire connaître à la nourrice, avec les ménagements voulus, qu'elle est atteinte de syphilis et qu'elle l'a communiquée à l'enfant.

Le silence, au premier abord et pour la tranquillité du moment, paraît préférable; il évite ou semble éviter bien des difficultés, mais c'est pour en créer d'autres. S'il n'oblige pas à discuter avec elle la grave question de l'ancienneté comparée des deux syphilis, s'il évite tout procès immédiat, il peut donner occasion à des bavardages gênants et dangereux pour les parents, et il a surtout, si la nourrice est de caractère processif, pour inconvénient de retarder l'ouverture d'une action judiciaire qui, si elle se produit, offre d'autant plus d'incertitudes et de dangers qu'elle est plus tardive. Le silence constitue, en plus, dans cette même hypothèse d'un procès futur, un argument à l'encontre des parents, car il peut être interprété comme la preuve de la connivence des parents avec le médecin, dans le but de laisser ignorer à la nourrice que son nourrisson l'a infectée. Enfin, au point de vue purement médical, il est répréhensible, parce qu'il empêche de traiter la nourrice laquelle est, aux yeux du médecin, une malade digne de ses soins et parce qu'il la laisse sans avertissement sur les dangers de sa maladie pour elle et pour les autres, pour son mari, pour ses enfants à venir, pour tel nouveau nourrisson qui viendrait à lui être confié.

Le médecin exposera donc à la nourrice, hors la présence des parents, qu'elle est atteinte d'une maladie contagieuse exigeant des précautions, nécessitant un traitement long, pouvant se transmettre par les rapports sexuels et par hérédité, que cette maladie est la même que celle de l'enfant et que, certainement, pour des raisons péremptoires d'ordre médical, elle a été la première malade et elle a communiqué la maladie à l'enfant.

C'est là le point délicat de l'entretien, et la tournure de la conversation variera suivant la manière dont la nourrice accueillera cette révélation. Avec de la souplesse, de la bienveillance et de l'habileté, on peut arriver à convaincre l'interlocutrice du bien fondé de cette allégation médicale, lui rappeler ou lui faire dévoiler quelque incident pathologique passé inaperçu qui fait remonter sa maladie plus loin qu'elle ne pourrait supposer; parfois on peut découvrir la vraie source de la contagion qui jusque-là avait seulement été soupçonnée. Si la nourrice reste incrédule, il convient de lui conseiller de demander l'avis d'un autre médecin, à la consultation d'un hôpital; si elle semble éprouver quelque désir d'intenter un procès, on lui répétera que, sur le point en question, les opinions ne sauraient différer, que les tribunaux lui donneront tort, que d'ailleurs elle peut aller demander conseil à un avoué.

L'entretien ne se terminera pas sans qu'on lui ait fait connaître l'intention de ses maîtres de la garder et de la faire soigner, en même temps que la nécessité où elle est de se soigner pendant un temps assez long, l'impossibilité où elle est de prendre un nouveau nourrisson et sans l'avoir assurée qu'elle ne court aucun risque à continuer de nourrir l'enfant qui lui est confié.

Dans cet entretien, le médecin ne doit pas oublier qu'il se trouve en présence d'une femme, le plus souvent d'une femme mariée; il évitera donc soigneusement de mettre en cause son mari, alors même qu'il aurait la conviction morale de l'origine conjugale de sa syphilis.

En parlant, dans ce chapitre, de nourrices syphilitiques, j'ai eu en vue, cela se conçoit du reste, de

femmes n'ayant pas dépassé la période contagieuse de
la syphilis. Après quatre ou cinq ans d'infection et, à
plus forte raison, plus tard encore, on peut admettre
que la syphilis ne présente plus guère de pouvoir contagieux : elle n'est dangereuse, en pratique, que s'il
existe des lésions superficielles des muqueuses. Il est,
certes, plus prudent de ne pas prendre pour un enfant
indemne de syphilis et même de ne pas conserver
pour lui une nourrice chez laquelle on constate des
traces de syphilis ancienne, ou chez laquelle on relève
des antécédents suspects ; mais, il serait excessif de
soumettre l'enfant qui quitte son sein à une période
d'observation quarantenaire, comme celui qui a tété
une nourrice en activité de syphilis secondaire ; il suffirait d'avoir constaté l'intégrité parfaite des mamelons
et de la cavité buccale de la première nourrice pour
pouvoir remettre le nourrisson au sein d'une femme
saine.

Une mère, syphilitique avant sa grossesse, doit
nourrir son enfant, ou l'élever artificiellement. Sur ce
point, il n'y a pas de discussion.

Il en est de même d'une mère devenue syphilitique
au début ou dans les premiers mois de sa grossesse :
l'infection du produit est de règle alors, ou, à défaut de
l'infection, son immunisation syphilitique *in utero*.

Au cas où la mère contracte la syphilis dans les derniers mois de sa grossesse, la conduite à tenir est
beaucoup plus embarrassante. Sa détermination suppose résolue une question préjudicielle d'importance
capitale : le fœtus d'une femme contaminée dans les
derniers mois de sa grossesse — à supposer que son
père n'ait pas été syphilitique au moment de la fécon-

dation — est-il ou non syphilitique ou immunisé contre la syphilis ? Or, cette question n'est pas définitivement résolue. Fournier déclare bien n'avoir jamais vu un enfant sain prendre la syphilis de sa mère pendant l'allaitement. Mauriac, par contre, élève des doutes sur l'immunisation d'un enfant dont la mère aurait été infectée dans les deux derniers mois de sa grossesse, et, fait plus grave, on a cité quelques observations de femmes atteintes de lésions syphilitiques de la vulve ayant infecté leur enfant au moment de l'accouchement.

En présence de faits et d'affirmations aussi contradictoires, le médecin ne saurait être trop prudent : l'enfant né dans de telles conditions ne saurait, cela est hors de discussion, être confié à une nourrice ; d'autre part, il a des chances, d'autant plus faibles que la syphilis de sa mère se rapproche plus du début de la grossesse, d'être indemne de syphilis et de ne pas être immunisé contre elle. Je conseillerais, pour ma part, de s'en rapporter à la formule de Mauriac, de faire nourrir par sa mère tout enfant né plus de deux mois après l'infection maternelle, et de nourrir artificiellement les enfants dont les mères auraient été infectées dans les deux derniers mois de leur grossesse.

La mère qui nourrit son enfant peut contracter la syphilis un temps variable après son accouchement. Les occasions de le contaminer sont alors plus fréquentes encore que dans l'allaitement par une nourrice mercenaire, la mère étant plus tentée qu'une nourrice mercenaire de le couvrir de baisers. La conduite à tenir est la même que dans le cas où un enfant est allaité par une nourrice syphilitique. Si l'enfant est déjà infecté, la mère continuera à le nourrir. Si, au contraire, il est encore indemne, elle suspendra l'allaitement ; mais, comme il peut être en incubation de syphilis, il sera tenu en observation pendant six à sept semaines avant d'être confié à une nourrice saine.

CHAPITRE XI

LES DOMESTIQUES SYPHILITIQUES

Hommes ou femmes, les gens de maison fournissent à l'infection syphilitique un appoint considérable, et cela quel que soit le rang de leur maison.

S'ils reçoivent quelquefois la syphilis de leurs maîtres dont ils manipulent le linge souillé par la sécrétion d'un chancre ou d'une plaque muqueuse, ils la leur donnent plus souvent encore, ou risquent de la leur donner par des modes divers : l'usage de l'irrigateur de Monsieur ou de la canule à injections vaginales de Madame qu'ils ont empruntés en l'absence des maîtres, la souillure de sièges de cabinets d'aisance communs aux maîtres et aux laquais, l'usage de la pipe ou du bout de cigare de Monsieur, que le valet de chambre a mis dans sa bouche, voire même de la brosse à dents de Madame, dont sa chambrière s'est servie, ou encore l'emprunt du peigne, de la brosse ou de la serviette de toilette de leur jeune maître. Si invraisemblables que paraissent ces modes de contamination, ils n'en sont pas moins réels.

Plus compréhensibles et plus fréquentes aussi sont les contaminations des enfants par leurs bonnes affectées de plaques muqueuses : les baisers, que très imprudemment les parents les laissent donner à l'enfant, le contact des lèvres avec la cuiller de l'enfant qu'elles font manger et dont elles goûtent la soupe pour s'assurer qu'elle est assez refroidie, la promiscuité des objets de toilette, dans la nursery où l'éponge du baby voisine avec celle qui sert à la toilette des organes génitaux de sa bonne, bien d'autres contacts encore, ne serait-ce que celui des draps souillés par les sécrétions, lorsque la bonne couche l'enfant dans son lit, sont si fréquents et si difficiles à éviter qu'on s'étonne de ne pas voir plus souvent les enfants contaminés par leurs bonnes.

Les causes d'infection par les domestiques hommes et par les femmes qui n'ont pas la charge d'enfants sont plutôt rares, faciles à combattre, car elles sont, en somme, presque toujours la conséquence de manquements à des devoirs ou d'un excessif manque de discrétion.

La syphilis de ces serviteurs n'est pas une raison suffisante pour que le médecin consulté par eux soit, seul fait de cette syphilis, en droit de leur interdire la continuation de leur service; mais encore faut-il qu'ils soient d'intelligence suffisante pour comprendre les recommandations que le médecin leur fera, les précautions qu'il leur imposera et sur lesquelles il fera bien d'insister en précisant, et qu'ils paraissent assez scrupuleux pour ne pas exposer leurs maîtres aux conséquences d'indélicatesses dangereuses.

En outre, avant de les congédier, le médecin agira prudemment en leur montrant l'avantage qu'ils auraient à interrompre leur service pendant la période la plus active des accidents contagieux : ils sont exposés — et sur ce point il n'y a que profit à exagérer quelque peu les couleurs du tableau — à voir se développer sur le visage des boutons qui révéleront sûrement leur maladie, à présenter sur le cuir chevelu des plaques alopéciques multiples qui ne passeront pas inaperçues, sur les lèvres des plaques muqueuses qui risqueront de contaminer la première servante qu'ils embrasseront à l'office.

La révélation de leur maladie par une de ces manifestations apparentes sera pour eux la perte assurée de leur place et les empêchera d'en trouver une autre. Il est donc de leur intérêt de cesser leur service sans tarder, sous quelques jours au maximum et, sous un prétexte quelconque, d'aller passer plusieurs semaines au pays, ou mieux encore, en prétextant quelque maladie de bon aloi, de faire dans un hôpital une retraite de quelques semaines. Ce temps passé, ils n'auront plus guère à redouter le développement de lésions apparentes, et la période la plus dangereuse de la contagion aura été traversée sans encombre; si, au° contraire, le danger de la contagion n'est pas complètement écarté, il se traduira pour le malade par quelque accident dont il se rendra compte, et celui-ci se sera sans doute mis assez au fait des choses de la syphilis pour ne plus risquer de contaminer ses maîtres.

Avec les bonnes d'enfants, la situation est toute différente. Sans compter qu'une fille qui a été prendre la syphilis inspire peu de confiance pour la garde de jeunes enfants, les contacts entre elle et eux sont trop fréquents, trop intimes, trop inévitables pour que les prescriptions, même les plus rigoureuses, puissent donner la moindre sécurité.

Il faut donc interdire formellement la continuation, même la plus courte, ne fût-elle que de quelques heures, de son service, à toute bonne d'enfants, chez laquelle

on découvre des signes de syphilis à la période contagieuse.

Les arguments de douceur qui pouvaient servir à
persuader le valet de chambre ou la cuisinière de tout
à l'heure, ne suffisent pas toujours à convaincre une
fille fraîchement arrivée de la campagne et séduite par
un valet de chambre syphilitique : elle craindra de
perdre sa place, ne saura où se réfugier, aura peur de
l'hôpital, ou encore, ne comprendra pas pourquoi « le
médecin est si dur pour elle ». Il faudra alors, très
nettement et très carrément, lui expliquer pourquoi
elle ne peut rester en sa place, où elle va presque
immanquablement contaminer l'enfant et s'attirer les
pires aventures, y compris la prison. Ces arguments
restent-ils sans effet, la malade refuse-t-elle l'entrée à
l'hôpital qu'on lui propose, il ne reste plus au médecin
qu'une ressource, c'est la menace — que d'ailleurs il
est bien résolu de ne pas mettre à exécution — de
prévenir immédiatement ses maîtres qui, elle peut en
être certaine, la chasseront sans merci et la dénonce-
ront à la police.

Que l'argument soit enfantin, je n'en disconviens pas,
mais je n'en vois pas d'autres à opposer à une fille
entêtée ou intéressée.

Le départ de la bonne obtenu, le rôle du médecin
n'est pas terminé ; il ne fait même quelquefois que
commencer.

Ses maîtres, étonnés d'un départ brusque, d'une réso-
lution subite succédant à une visite au médecin, s'em-
presseront d'en chercher les motifs. Il aura donc été
prudent de suggérer à ladite bonne un prétexte, le nom
d'une maladie, l'anémie, par exemple, qui l'oblige à

prendre du repos et à entrer à l'hôpital et de lui avoir indiqué les développements qu'elle peut donner à ce thème.

Les explications fournies par la bonne ne le satisfaisant pas ou même lui ouvrant les yeux, le maître viendra souvent en demander lui-même au médecin.

Nous voilà amenés à étudier un des graves problèmes que soulève l'observation du secret médical.

Ici encore, le devoir strict, moral et légal, du médecin est de ne rien révéler de ce secret. Le domestique n'est plus la chose du chef de famille, comme il l'était dans les législations anciennes; il est propriétaire lui-même de son secret, et le médecin n'a pas le droit d'en disposer sans son consentement.

Pour qu'il soit légitime de demander ce consentement et qu'il y ait quelque probabilité de l'obtenir, il faudrait tout à la fois que le serviteur ait en son maître une confiance bien grande et bien rare actuellement, et que le serviteur n'ait rien à redouter de la révélation qu'il va faire ; il faudrait, par exemple, qu'il eût reçu la syphilis accidentellement, dans des conditions le mettant au-dessous de tout soupçon ; il faudrait encore que cette révélation ne vînt pas compromettre des tiers qui doivent être respectés.

Pratiquement, ces conditions ne se rencontrent pas.

Le secret de la syphilis du domestique doit donc être gardé par le médecin.

Au maître qui viendra lui demander si la servante qui sort de son cabinet est atteinte de syphilis, le médecin ne doit ni faire savoir, ni laisser soupçonner la nature de sa maladie, pas plus qu'il ne ferait savoir ou ne laisserait soupçonner qu'elle est enceinte. Quoique, dans la pratique, le médecin se laisse trop souvent

aller à dire aux maîtres pour quelles maladies ils
soignent leurs domestiques et qu'une certaine tolérance
s'établisse dans le respect du secret professionnel en
raison de la communauté d'existence, de la facilité de
propagation des maladies les plus banales, on ne peut
à aucun égard arguer de cette tolérance lorsqu'il s'agit
de syphilis ou de soupçons de syphilis.

Le médecin qui, dans d'autres circonstances, n'a
pas hésité à informer un de ses clients que tel ou tel
de ses domestiques était atteint de fièvre typhoïde
ou de rhumatisme et qu'il était nécessaire de l'envoyer
à l'hôpital, aura besoin, à la première alerte de syphilis,
de toute son habileté pour fermer la bouche à temps. Il
lui faudra trouver un prétexte plausible pour faire
reposer le domestique : il est fatigué, il est devenu neurasthénique, et il s'exagère la gravité de son état, le
mieux est donc de lui laisser faire une absence ou
de l'envoyer à l'hôpital, de la sorte il se remettra plus
vite qu'en continuant son service. Et encore, pour
pouvoir tenir ce langage, le médecin fera-t-il prudemment de concerter avec le domestique la réponse qu'il
fera si son maître vient s'enquérir du résultat de la
consultation.

Est-il besoin de faire observer que, si le médecin est
consulté au domicile de son client et par celui-ci
sur la santé d'un domestique, il devra toujours, du
moment où il peut soupçonner une maladie vénérienne,
l'examiner à part, en dehors de la présence des
patrons ; si l'interrogatoire et l'examen menaçaient, par
leur prolongation, d'éveiller des soupçons, le médecin
prétextant la nécessité d'employer un instrument qu'il
n'a pas sur lui, demanderait à revoir le malade dans
son cabinet de consultation.

Le chef de maison n'attend pas toujours que son domestique ait consulté le médecin pour soupçonner la syphilis et chercher à se renseigner. Souvent, il envoie le serviteur à la consultation du médecin accompagné ou précédé d'une lettre pour laquelle il avise celui-ci que, « ayant quelque raison de soupçonner son domestique d'avoir pris quelque vilaine maladie, il lui serait très reconnaissant de vouloir bien l'examiner et lui faire connaître le résultat de son examen. — P.-S. Le docteur peut être sûr de la discrétion de M. X..., qui considérera sa communication comme *strictement confidentielle*. » Il y a une variante : c'est le patron qui demande que « dans un but facile à comprendre, le docteur veuille bien laisser ignorer sa démarche à son domestique ». Avec ou sans la variante et le P.-S., que la lettre précède ou qu'elle accompagne le serviteur, elle doit rester sans réponse ou ne doit en recevoir que par l'intermédiaire du domestique auquel elle fait allusion et avec son assentiment.

Lorsque le médecin croit devoir répondre, il peut remettre au domestique une lettre pour son maître, dans laquelle il lui fait part du diagnostic ; cette lettre, non seulement il la remettra ouverte, mais il la lira lui-même au domestique et il y sera spécifié que le domestique est au fait de son contenu. Si le domestique n'a pas la syphilis, il la remettra sans hésiter, son maître sera rassuré sans que la règle du secret médical ait été trahie.

S'il a la syphilis, on peut être sûr, pour les raisons déjà dites, qu'il n'aura guère hâte de le faire savoir à son maître ; il gardera la lettre, et le secret médical sera mieux encore respecté.

Mais alors, la lettre de son maître restera sans

réponse et celui-ci ne sera pas averti d'un danger sur lequel il tenait à être fixé. Il est vrai qu'il le soupçonnera, lorsque, au retour de son domestique, celui-ci laissera voir son embarras de ne pouvoir remettre de réponse du médecin. Il sera édifié lorsque celui-ci, voyant qu'il ne peut dissimuler plus longtemps, lui annoncera qu'il a l'intention de chercher une autre place.

Albert Mathieu a proposé une solution qui fixera plus promptement les idées du patron : c'est de lui faire savoir par lettre qu'il a confié une réponse à son domestique et que celui-ci la lui remettra.

Tout en ménageant la lettre stricte du principe du secret médical, cette solution me semble trahir encore trop directement ce secret, et faire remarquer trop expressément au patron que le messager a conservé une lettre dont le contenu ne pouvait que lui être défavorable.

Le médecin, me paraît-il, ne pourrait écrire directement au patron que si, celui-ci ne connaissant pas son écriture, il avait quelque raison de craindre que sa lettre ne fût remplacée par une autre conçue en termes opposés : dans la lettre ainsi écrite en dehors du domestique et destinée uniquement à servir de pièce de comparaison, le médecin devrait se contenter de faire savoir qu'il a pour habitude constante de ne jamais faire connaître directement à des tiers les maladies des personnes qui recourent à ses soins.

Le domestique a donc, en toutes circonstances, droit au secret, même s'il est indigne de tout intérêt et s'il se rend coupable des plus lâches imprudences en ne quittant pas une place où il constitue un danger permament.

La famille dans laquelle il a été placé, ou dans laquelle il reste, malgré l'avis du médecin, n'en a pas moins droit à toute la sollicitude de celui-ci.

Si le médecin consulté par le domestique est le conseiller habituel de cette famille, il devra, tout en y mettant la discrétion nécessaire, surveiller avec plus de soin ses divers membres, les enfants en particulier, tâcher de découvrir les premières manifestations de l'infection au cas où elle se produirait, et, sous un prétexte plausible, faire prendre les précautions indispensables pour éviter la propagation de la maladie ; s'il survient dans la famille un cas de syphilis en relation étiologique avec le premier, il doit se refuser à faire l'enquête sur son origine, mais il peut, alléguant son incompétence ou la difficulté de se faire une opinion, engager à demander l'avis d'un autre médecin auquel il ne peut d'ailleurs faire connaître ce que l'examen du domestique lui a appris.

CHAPITRE XII

LES OUVRIERS ET LES EMPLOYÉS SYPHILITIQUES

En général, il importe peu un patron de savoir ou d'ignorer qu'un de ses ouvriers ou un de ses employés est atteint de syphilis : les contacts ne présentent plus le même caractère et la même fréquence qu'avec un domestique ; la curiosité, ou quelque fausse opinion sur le caractère d'immoralité de la syphilis pourraient seules provoquer des questions, que le médecin doit toujours laisser sans réponse.

Parfois, des manifestations syphilitiques, secondaires ou tertiaires, siégeant aux parties découvertes, chez un ouvrier ou employé qui a affaire au public, peuvent entraver la continuation de l'exercice de sa profession. Le patron menace de le renvoyer parce que « les maladies de la peau sont toujours incurables » et qu'il n'a pas d'emploi autre à lui donner.

S'il est interrogé par le patron, au sujet de la maladie d'un de ses employés, le médecin n'est en droit de rien lui répondre sans être convenu avec l'employé de la réponse qu'il doit faire.

Si l'employé vient à l'instigation du patron le consulter, il lui remettra une lettre ouverte dans laquelle il fera connaître au patron que l'affection dont son employé est atteint nécessite un traitement de quel-

ques semaines à l'expiration desquelles elle sera guérie sans menace probable de récidive ; mais, sous aucun
prétexte, il ne fera allusion à l'origine de cette maladie
et n'écrira un mot qui puisse la laisser soupçonner ;
mais il ne doit pas non plus affirmer à tort que l'affection n'est pas d'origine vénérienne.

Certains patrons, surtout ceux de la grande industrie
et les administrations publiques ou privées, font exercer sur leurs employés absents pour cause de maladie
une surveillance médicale : ils envoient au domicile de
leurs employés un médecin de leur choix chargé de
les renseigner sur la nature de la maladie et la durée
probable de l'absence. L'employé, en entrant ou en
restant dans une maison ou une administration où cette
pratique a force d'usage ou de règlement, s'expose à
voir révéler la première manifestation de syphilis qui
l'obligera à garder le repos. On pourrait soutenir, en
droit, qu'il y a à cet égard entre son employeur et lui
un contrat ou formel ou tacite, et que le médecin est
autorisé par ce contrat à faire connaître toutes les
maladies qu'il est appelé à constater chez ses employés
lors de leurs absences ; on pourrait encore dire que,
lorsque l'employé se sait atteint de maladie vénérienne,
il a toujours le droit de se refuser à l'examen du médecin, quitte à subir les conséquences de son refus, lesquelles ne sauraient souvent être que le renvoi immédiat. Dans ces deux alternatives, les intérêts du
malade sont plus ou moins gravement compromis.
Sauf dans le cas où le règlement de la maison, dûment
accepté et signé par le malade, stipulerait que les
employés malades sont soumis à la visite du médecin
et que celui-ci fera connaître au patron la nature de

leur maladie, un médecin n'a jamais moralement le droit de faire savoir à un patron que son employé est atteint de maladie vénérienne. D'ailleurs, que demande le patron en faisant constater à domicile la maladie de ses employés? c'est de ne pas être exposé à voir ceux-ci s'absenter sans motifs, et de savoir, par un avis compétent, quelle est la durée probable de leur absence. A ces questions, il est toujours facile pour le médecin de répondre que l'employé est réellement malade, que sa maladie comporte une absence probable de... jours. Si le médecin a l'habitude — qu'il serait préférable d'abandonner — de mentionner la nature de la maladie constatée, il lui suffirait d'attribuer à la manifestation syphilitique constatée une dénomination anatomique qui n'aurait aucune valeur révélatrice, d'indiquer sur son certificat de visite que le malade est atteint d' « angine », de « périostite », ou encore de la désigner sous le nom d'un de ses symptômes prédominants « céphalée », « hémiplégie », « paraplégie »; il n'en dirait ainsi pas plus que le premier camarade venu qui aurait été prendre des nouvelles du malade.

Le chef d'industrie ou le directeur d'une administration, surtout depuis que les notions d'hygiène et de prophylaxie générales se répandent de plus en plus, trouve souvent, dans la visite que son médecin fait à ses employés et ouvriers malades, le moyen de se renseigner le plus rapidement possible sur les foyers infectieux existant dans ses ateliers ou dans ses bureaux et de prendre dès le début les mesures nécessaires pour enrayer le développement des maladies transmissibles.

Cette préoccupation est trop conforme à celles du

corps médical tout entier pour que le médecin ne seconde pas les efforts faits dans ce but.

A ceux de ses clients, chefs d'industrie, directeurs d'administrations, qui le consulteront sur ce point, ou qui lui confieront le soin de surveiller la santé de leurs ouvriers et employés, il pourra suggérer de formuler dans les règlements de leurs usines et bureaux les mesures propres à empêcher la contagion des maladies transmissibles, l'examen sanitaire de leurs employés au point de vue de la plus transmissible des maladies, la tuberculose, mais il devra toujours éviter de dépasser le but, soit d'opprimer inutilement les travailleurs, soit de compromettre les intérêts de l'employeur, en rendant trop difficile le recrutement de son personnel.

Pour les maladies vénériennes, la situation est toute différente. Si le médecin peut conseiller dans les grandes agglomérations de faire des conférences sur le péril vénérien, sur la syphilis et la blennorragie, leurs conséquences et leur prophylaxie, il ne devra jamais — hormis les cas spéciaux dont il sera question plus loin — engager les patrons à s'enquérir des maladies vénériennes de leurs employés et à lui fournir à lui, médecin, des tentations de révéler un secret professionnel ; il devra même s'opposer, dans la limite de ses moyens, à ce que des prescriptions de ce genre soient insérées dans les règlements de l'usine.

Il est cependant, ainsi que je viens de le dire, des exceptions à cette règle, et ces exceptions résultent de l'intérêt même des ouvriers auxquelles elles s'appliquent.

Certaines industries — le nombre en est heureu-

sement restreint et les progrès de l'hygiène réduisent
d'année en année le nombre des usines où elles s'exer-
cent dans des conditions désastreuses — exposent les
ouvriers, du fait de leur travail, à contracter la syphilis.
On connaît bien ce danger dans l'industrie verrière : le
verre est extrait fluide du four au moyen d'un long tube
en fer, la canne, à une extrémité de laquelle il forme
une boule ou une masse piriforme; pour l'amener à
l'état d'une mince lame transparente, un ouvrier souffle
dans la canne par l'extrémité opposée; l'effort nécessaire pour souffler le verre ne peut être longtemps
prolongé; lorsque la boule de verre a été amenée à
un certain volume, l'ouvrier qui a cueilli la masse
passe la canne à un camarade qui souffle à son tour et
continue ou parfait la fabrication. Il suffit qu'un
ouvrier soit atteint de syphilis et présente des plaques
muqueuses dans la bouche pour que son compagnon
prenne la maladie; si la canne qui a servi à un groupe
d'ouvriers syphilitiques est employée par un autre
groupe, elle lui transmet la contagion, de véritables
épidémies de syphilis, nées à la soufflerie, s'étendant
ensuite dans les familles des ouvriers, ont été observées
dans les verreries; elles sont devenues moins nombreuses depuis que les cannes des souffleurs ont
été munies d'embouts mobiles que les ouvriers ne
doivent jamais échanger entre eux; mais cette dernière
prescription reste parfois lettre morte et le seul moyen
de supprimer la « syphilis des verriers » est de rem-
placer la soufflure au moyen de la bouche humaine par
la soufflure à l'air comprimé suivant le procédé d'Apert.
Cette transformation de l'industrie verrière ne s'est
cependant pas faite d'une façon complète et quelques
fabriques emploient encore les procédés anciens.

Dans les usines où le soufflage du verre se fait par le procédé de la canne, alors même que chaque ouvrier serait pourvu d'un embout individuel et mobile, de même que dans toutes les industries où des ouvriers ont en commun l'usage d'instruments qu'ils placent dans la bouche, le médecin chargé de la surveillance médicale de l'usine doit faire édicter par le patron un règlement qui lui permette de reconnaître et de signaler immédiatement au chef d'industrie les ouvriers atteints de syphilis.

Pour être exécutoire avec toutes ses conséquences, le règlement doit être communiqué à tout ouvrier engagé dans l'usine et accepté par lui. Il comprendra : la visite obligatoire de tout ouvrier entrant dans l'usine ou y rentrant après une interruption de travail de plus de huit à dix jours, visite comportant l'examen de la bouche et du pharynx, de la totalité de la surface cutanée et des organes génitaux, l'exploration de toutes les régions ganglionnaires ; l'examen obligatoire toutes les semaines, pendant toute la durée du travail à l'usine, de la cavité buccale et du pharynx et, au moins une fois par mois, une visite complète analogue à celle subie à l'entrée à l'usine. Le règlement édictera, en outre, le renvoi immédiat de tout ouvrier présentant une manifestation syphilitique quelconque.

Les ouvriers ayant accepté ces conditions ne peuvent plus, s'ils sont reconnus syphilitiques, s'opposer à ce que le médecin de l'usine révèle leur maladie au chef d'industrie. Ils ont d'ailleurs un intérêt majeur à ce qu'elles soient intégralement remplies, car elles les protègent contre la contagion provenant de leurs camarades.

Le patron ne doit, d'ailleurs, pas ignorer que, si l'édiction d'un pareil règlement diminue considérablement les chances de transmission de la syphilis, parmi ses ouvriers, elle ne le met pas à l'abri de toute difficulté au cas où cette transmission se ferait, qu'elle le met dans l'obligation de tenir la main à ce que tous les ouvriers se prêtent aux examens prescrits ; qu'elle ne le dispense nullement d'exiger l'emploi de l'embout mobile et individuel. La loi sur les accidents du travail l'a rendu responsable, *a priori* et sauf preuve contraire faite par lui, des accidents survenus chez ses ouvriers ; bien que, pour des motifs que j'exposerai plus loin, elle ne me paraisse guère applicable aux cas de transmission de la syphilis, elle a appris aux ouvriers que la loi les protège pendant leur travail.

D'ailleurs même, avant que cette loi ne fût votée et promulguée, le patron pouvait être rendu civilement et pécuniairement responsable des contaminations syphilitiques survenues dans ses ateliers s'il était démontré qu'il n'avait pas pris toutes les précautions nécessaires pour les éviter (1).

(1) Voici un arrêt de la Cour de Dijon, en date du 23 avril 1869, se rapportant à un fait de ce genre :

« La Cour,

« Considérant, en droit, qu'aux termes de l'article 1384 du Code Napoléon, les maîtres et commettants sont responsables du dommage causé par leurs domestiques ou préposés dans les fonctions auxquelles ils les ont employés ;

« Qu'il est de doctrine et de jurisprudence, ainsi d'ailleurs que cela résulte expressément du rapport fait au Tribunat et des prescriptions littérales du paragraphe 5 du même article que, si les pères, mères, instituteurs ou artisans, peuvent s'exonérer de cette responsabilité en prouvant l'impossibilité où ils ont été d'empêcher le fait qui y a donné lieu, il n'en est pas de même des maîtres et des commettants ;

« Que la différence établie par le législateur a son origine dans

Les patrons ne se contentent pas toujours de faire
constater la maladie de leurs ouvriers par leur médecin,

la nature des choses. la responsabilité des pères, mères, instituteurs et artisans etant illimitée et s'appliquant à tous les actes des
personnes placées sous leur surveillance, tandis que la responsabilité des maîtres et commettants est limitée aux actes commis par
les préposés dans l'emploi même auxquels ils sont affectés ;

« Que le libre choix des ouvriers appartient au maître, la loi l'a
rendu nécessairement garant des rapports forcés établis entre eux
par son fait dans l'exercice de leur industrie ; que la sécurité de
tous exigeait cette protection et que, si le maître a trop légèrement donné sa confiance ou n'a pas pris de renseignements suffisants sur la moralité ou la capacité de celui qu'il introduit dans son
usine au préjudice d'autrui, il doit réparer le mal qu'il pouvait
conjurer d'avance, et auquel ont été fatalement condamnées les victimes de sa négligence et de son incurie ;

« En fait, que la responsabilité directe de Mo... contre S... ayant
été reconnue par le jugement, et Ma..., cité par S... comme civilement responsable n'ayant point appelé à l'égard de Mo..., il est
désormais constant que l'infection syphilitique dont a souffert S...
lui a été communiquée par l'aide-souffleur Mo..., et résulte de l'usage
qu'ils ont fait en commun, dans l'exercice de leur profession, du
tube en fer creux servant à la fabrication des bouteilles et passant
des lèvres viciées de Mo... à celles de l'appelant ;

« Que vainement l'intimé prétend, avec les premiers juges, que,
n'ayant aucune faute à se reprocher, soit dans l'emploi d'un procédé industriel, soit par défaut de surveillance d'un ouvrier incapable ou négligent, sa responsabilité ne peut être engagée ;

« Qu'il est acquis au procès qu'à l'époque où Mo... a été reçu à la
verrerie de L..., il venait d'être congédié de celle de Montluçon où
il avait communiqué le virus syphilitique à plusieurs de ses compagnons de travail, qu'il eût été facile à Ma... de demander et
d'obtenir des renseignements sur un fait aussi flagrant ; que
suffisamment éclairé sur l'état sanitaire de Mo..., il n'aurait point
exposé ses ouvriers aux funestes conséquences du mal dont S... a
été atteint ; mais qu'en l'admettant dans son établissement sans
s'être informé de ses antécédents et l'associant au travail des tiers
dans l'exercice obligé de leur industrie, Ma... ne peut se soustraire
à la garantie que lui imposait la loi et la plus vulgaire équité
envers la victime de son imprudente confiance ;

« Qu'au surplus, et alors même que le paragraphe 5 de l'ar-

certains leur assurent, en outre, gratuitement, des soins médicaux et des médicaments.

Fréquemment, en pareil cas, le médecin doit délivrer au malade une feuille de visite ; il doit, en tout cas, lui remettre une ordonnance lui donnant droit aux médicaments.

La situation du médecin, au point de vue du libellé de la feuille de visite, est ici la même que s'il s'agissait, au lieu d'un patron, d'une société de secours mutuels, et, au lieu d'un ouvrier, d'un membre de cette société. Toutefois, il y a cette circonstance particulière que l'ouvrier est sous la dépendance du patron, qu'il ne peut, ordinairement du moins, exercer de recours contre ce dernier s'il ne lui fournit pas de médicaments pour une maladie donnée et que, pour entrer dans l'usine ou l'atelier, il a dû subir les conditions que le patron imposait, toutes ces conditions, même celles relatives aux soins médicaux et à la délivrance des médicaments. Malgré ces différences, nous renvoyons,

ticle 1384 s'appliquerait indistinctement aux maîtres et commettants, comme aux pères, mères, instituteurs et artisans, on ne saurait, dans les circonstances particulières où elle s'est produite, considérer la communication du virus imputée à Mo... comme un cas fortuit ou de force majeure que la prévoyance du maître ne pouvait conjurer ;

« Que la fréquence de ces accidents, dont la science se préoccupe à si juste titre, n'étant point ignorée des directeurs de verreries, en présence d'un danger connu et prévu, la loi, à défaut de règlements spéciaux, prescrivait à l'intimé les mesures de vigilance nécessaires pour préserver ses ouvriers des effets de la contagion par l'introduction dans son usine d'un individu depuis longtemps infecté ;

« Qu'il y a donc lieu de déclarer Ma..., comme gérant de l'établissement de L..., solidairement responsable envers l'appelant du fait, reproché à Mo... et des dommages-intérêts mis à la charge de celui-ci par les premiers juges... »

pour l'étude des difficultés qui peuvent se présenter, au chapitre concernant les Sociétés de secours mutuels (p. 262).

Dans les hypothèses envisagées jusqu'ici, le médecin était choisi, envoyé, imposé par le patron ; c'était à lui, à lui seul qu'il devait répondre... ou ne pas répondre.

L'ouvrier, l'employé syphilitiques peuvent venir consulter directement le médecin de leur choix. Que doit faire celui-ci lorsqu'il a reconnu la syphilis ?

Dans l'immense majorité des cas, il chaut peu que le syphilitique soit ouvrier de tel ou tel corps de métier, employé dans telle ou telle administration. Quelque limité que soit le nombre des cas où il présente un intérêt, le médecin doit cependant se renseigner sur ce point. Et s'il s'agit d'une profession qui expose gravement à la transmission par les instruments de travail, il doit, comme s'il était en présence d'un serviteur à fonctions spécialement dangereuses, tel qu'une bonne d'enfants (Voy. p. 226), lui faire comprendre à quel point et pourquoi il est redoutable pour ses compagnons, l'engager à cesser provisoirement tout travail et, s'il sent une résistance, le menacer de le dénoncer à son patron, voire même à la police — menace qui, bien entendu, ne sera pas réalisée.

La syphilis de cet ouvrier est-elle manifestement le résultat d'une contamination dans le travail, par le fait des conditions défectueuses dans lesquelles ce travail est effectué, le médecin a un devoir à remplir vis-à-vis de la Société : il doit empêcher, s'il est possible, que de nouvelles contaminations se produisent dans les mêmes conditions.

Dans ce but, après avoir obtenu l'assentiment du malade, — dont il s'engagera, s'il est nécessaire, à ne pas révéler le nom, — il avisera le patron de la contamination syphilitique qu'il vient de constater ; si l'avertissement est accueilli avec dédain ou indifférence et si, surtout, il vient à apprendre que d'autres contaminations se sont produites dans les mêmes conditions, le médecin, qui n'est en aucune manière tenu au silence vis-à-vis d'un industriel sans scrupules, est en droit de le signaler aux autorités qui ont charge de la santé publique, de faire connaître les faits par une communication à une société savante.

En agissant ainsi, il restera sur le terrain qui lui convient, celui de la protection de la santé publique. Il serait dangereux de s'aventurer, pour être utile à son client, sur le terrain judiciaire, de conseiller à celui-ci d'intenter contre son patron une action en dommages-intérêts. Le rôle du médecin n'est pas, nous y avons déjà insisté à plusieurs reprises, de mettre la justice en action, mais de l'éclairer lorsqu'il est en mesure de le faire. De plus, les résultats de ces procès en responsabilité, quand il ne s'agit pas d'un accident survenu au cours du travail et provoquant immédiatement des lésions apparentes, sont quelque peu aléatoires : l'accident n'a pu être constaté dans les formes rapides et sûres que prescrit la loi du 9 avril 1898 sur les accidents du travail (1), le temps écoulé peut avoir laissé s'ef-

(1) La loi sur les accidents du travail édicte, en effet, en son article 11 que « tout accident ayant occasionné une incapacité de travail doit être déclaré, dans les quarante-huit heures, par le chef d'entreprise ou ses préposés au maire de la commune qui en dresse procès-verbal. Cette déclaration doit contenir les noms et adresses des témoins de l'accident. Il y est joint un certificat de médecin indiquant l'état de la victime, les suites probables de l'accident et

facer les traces du traumatisme initial et supprimé des témoignages indispensables à la manifestation de la vérité ; de plus, les faits de la cause peuvent être imparfaitement ou inexactement rapportés par le malade. Ici, comme en d'autres circonstances, le médecin n'invitera donc pas son client à engager une action civile ; mais s'il est décidé à l'entreprendre, il lui conseillera de demander aux tribunaux la nomination d'un expert et de se soumettre le plus rapidement possible à l'examen de celui-ci.

Le patron est donc — ou peut être en certains cas — responsable des syphilis contractées par ses ouvriers pendant leur travail et du fait de leur travail ; l'est-il de la syphilis inoculée accidentellement sur une blessure survenue dans le travail ? Je m'explique : un ouvrier se blesse la main dans un engrenage ; il est pansé par un camarade, atteint de plaques muqueuses de la bouche, qui applique sur la plaie un morceau de baudruche humectée avec sa salive, trois semaines après, il a un chancre du doigt et six semaines plus tard une roséole. J'ai vu un fait de ce genre ; il n'a pas été l'occasion de poursuites judiciaires ; s'il avait donné lieu à des poursuites, je crois qu'il aurait gravement embarrassé le juge de paix chargé d'appliquer la loi sur les accidents du travail : le patron doit faire donner les soins nécessaires au blessé, mais il n'est pas responsable du zèle intempestif d'un camarade du blessé, pas plus que de l'impéritie grave d'un médecin choisi par ce même blessé ; d'autre part, le blessé soutiendra toujours que, sans sa blessure, il n'aurait pas pris la syphilis qui, par le chancre, a prolongé l'incapacité de

l'époque à laquelle il sera possible d'en connaître le résultat définitif. »

travail produite par l'accident et dont les suites éloignées peuvent être plus graves encore.

Si le blessé avait été pansé, non par un camarade, mais par son patron lui-même atteint de plaques muqueuses, la question eût été déplacée : elle serait confondue avec celle, beaucoup plus large et beaucoup plus complexe, de la responsabilité civile en cas de transmission de syphilis.

CHAPITRE XIII

LES SYPHILITIQUES DANS LES HOPITAUX

Les malades que leur situation pécuniaire oblige à demander une consultation gratuite ou leur admission à l'hôpital méritent autant d'égards que ceux, plus fortunés, qui peuvent honorer le médecin de leur choix.

Les syphilitiques sont des malades comme les autres, qui ont droit à la même sollicitude que les autres.

Telles sont les deux règles qui doivent diriger le médecin d'hôpital et ses aides.

Elles devraient aussi, pour le dire en passant, diriger les administrations hospitalières : il s'en est fallu, pendant longtemps et de beaucoup, qu'elles soient acceptées dans les sphères administratives et charitables où s'élaborent les règlements hospitaliers ; les syphilitiques étaient, il y a peu d'années encore, considérés et traités comme des parias dans les hôpitaux de Paris, soumis à une discipline qui ressemblait plus à celle d'une prison qu'à celle d'un hôpital ; il en est encore ainsi dans nombre d'hôpitaux de province qui sont même en droit de ne pas se considérer comme les plus retardataires, car d'autres, plus arriérés encore, refusent d'admettre les vénériens. Actuellement, il y a donc encore beaucoup à faire dans la voie du progrès en matière d'hospitalisation des vénériens, il faut faire tomber les dernières barrières qui les séparent des malades atteints d'affections communes, transformer les services de vénéréologie en service de dermato-vénéréologie rentrant dans le droit commun hospitalier et ne présentant plus le caractère spécial, les règlements particuliers qui en écartent les malades. Cette transformation définitive ne saurait tarder longtemps : l'administration hospitalière de Paris ne tardera sans doute pas à donner sur ce point l'exemple aux autres villes. C'est, d'ailleurs, en agissant ainsi que les hôpitaux concoureront le plus efficacement à l'œuvre sociale de prophylaxie de la syphilis.

Les médecins, qu'ils soient attachés à un service spécial de vénéréologie ou de dermato-vénéréologie ou qu'ils aient occasionnellement à soigner des syphilitiques dans un hôpital général doivent — et actuellement il en est bien peu qui manquent à ce devoir — mettre en pratique les principes que nous énoncions plus haut.

Ils y trouveront tout avantage : témoignant à leurs malades syphilitiques les mêmes égards qu'aux autres malades, ils seront plus respectés et obtiendront plus facilement la confiance et l'obéissance qui feront accepter et la nécessité du traitement et les conseils d'hygiène ; leur tâche quotidienne sera allégée d'autant.

Ils donneront, en outre, à leurs élèves, la meilleure des leçons de choses : ce n'est pas par des exposés théoriques plus ou moins fastidieux, par des leçons didactiques qu'on enseigne aux étudiants les préceptes de la déontologie, mais par la pratique même de ces préceptes. En voyant appliquer aux malades d'hôpital les principes qui doivent guider le médecin dans la

clientèle, en voyant respecter le malade, syphilitique
ou autre, en voyant scrùpuleusement observer la règle
du secret médical (1), l'étudiant apprendra, presque

(1) La question de l'obligation du secret professionnel pour le
personnel médical a fait l'objet d'une délibération récente du Comité
consultatif de l'Administration de l'Assistance publique de Paris.

Voici le texte, peu connu, de cette délibération fortement
motivée :

LE COMITÉ,

Consulté sur la question de savoir : Si les médecins, chirurgiens..., peuvent, sans violer le secret professionnel, aviser le Par-
quet des traces d'un crime ou d'un délit qu'ils ont constatées ou
dont ils ont eu connaissance dans l'exercice de leurs fonctions ;

Vu le mémoire à consulter de M. le Maître des Requêtes au Conseil d'État, Directeur de l'Administration générale de l'Assistance
publique à Paris, en date du 7 février 1902 ;

Vu l'article 378 du Code pénal ;

Après avoir entendu Mᵉ Henri Aubert en son rapport ;

Considérant que l'article 378 du Code pénal punit d'une peine
d'emprisonnement d'un mois à six mois et d'une amende de 100 à
500 francs « les médecins, chirurgiens et autres officiers de santé,
ainsi que les pharmaciens, les sages-femmes et toutes autres personnes, dépositaires par état ou par profession des secrets qu'on
leur confie », qui auront révélé ces secrets, hors les cas où la loi
les oblige à se porter dénonciateurs ;

Considérant qu'en laissant de côté cette dernière restriction,
laquelle, depuis l'abrogation des articles 103 et 107 du Code pénal
par la loi du 28 avril 1832, ne pourrait plus s'appliquer qu'au cas
prévu par l'article 30 du Code d'instruction criminelle, où une personne se trouve avoir été témoin d'un crime ou d'un délit, c'est-à-
dire avoir assisté à la perpétration, la disposition de l'article 378
précité est générale et absolue ;

Qu'elle punit, ainsi que l'a décidé la Cour de cassation, toute
révélation du secret professionnel sans qu'il soit nécessaire d'établir à la charge du révélateur l'intention de nuire (*Chambre criminelle, rejet, 19 décembre 1885 ; — Dalloz, périodique, année 1881,
1ʳᵉ partie, pages 347 et 348*) ;

Que l'obligation du secret implique, pour ceux qui y sont soumis,
l'interdiction de révéler, même lorsqu'ils sont appelés à déposer
en justice, en qualité de témoins, les secrets dont ils sont devenus

inconsciemment, ces préceptes et, les ayant lui-même mis en pratique à l'hôpital, trouvera tout naturel de ne pas s'en écarter plus tard dans sa clientèle. L'hôpital n'est pas seulement pour l'étudiant en médecine une école de clinique, il est la meilleure des écoles de pratique et d'application, dans tous leurs modes; et

dépositaires à raison de leurs fonctions (*Chambre criminelle, 14 mars 1895, bulletin n° 80*) et que la Cour de cassation a même décidé qu'une déposition faite en violation du secret professionnel ne saurait être retenue par la justice comme élément de preuve (*Chambre civile, cassation, 1ᵉʳ mai 1899 ; chambre criminelle, rejet, 10 mai 1900 ; — Sirey, année 1901, 1ʳᵉ partie, pages 16 et 168*) ;

Considérant qu'en ce qui touche spécialement les médecins, chirurgiens et autres praticiens nommément désignés dans l'article 378, l'obligation du secret s'applique indistinctement à tous les faits qu'ils ont constatés ou dont ils ont eu connaissance à raison des soins qu'ils ont été appelés à donner ;

Qu'il importe peu que le malade qui s'est confié à eux n'ait point exigé le secret, ou bien que la révélation soit postérieure au décès et qu'elle ne soit pas de nature à nuire à l'honneur ou à la considération du malade ;

Que l'interdiction de violer le secret professionnel est générale et absolue ;

Considérant que cette obligation du secret s'impose aux médecins, chirurgiens, internes et autres membres du personnel appelés à donner des soins aux malades qui sont admis dans les établissements hospitaliers, avec la même rigueur que s'il s'agissait de personnes qui auraient fait appel à leur art dans la clientèle privée ;

. . . .

Par ces motifs ;

ÉMET L'AVIS :

Que l'obligation du secret professionnel constitue une règle absolue pour les personnes appartenant au corps médical des hôpitaux, en ce qui touche les faits dont elles n'ont eu connaissance qu'à raison des soins donnés aux malades en traitement dans ces établissements.

. . . .

Signé : BÉTOLAUD, LEVEN, DUBASTY, WORMS, RENDU, POUILLET, CHAUMAT, AUBERT, DUHIL.

c'est là seulement qu'il apprendra à devenir un praticien, un médecin digne de sa profession.

Comme le dit M. B. Lacombe (1), à propos du secret
médical, « si, pour eux, la révélation du secret ne peut,
dans le silence du texte (de la loi), être qualifiée de délit,
elle n'en constitue pas moins, quand elle se produit en
dehors de l'intervention de la justice, la violation d'un
devoir moral et de conscience... C'est en pratiquant à
l'avance les obligations de la profession qui doit être
un jour la leur, qu'ils sauront mieux se montrer dignes
de l'exercer. Et je me hâte d'ajouter que la justice,
respectueuse de leurs scrupules, fera bien rarement
appel à leur témoignage. »

De l'étudiant admis dans un service médical, le
chef de service doit exiger la discrétion la plus absolue.
Il n'est pas encore médecin, au sens légal du mot, il
n'aurait pas eu dans les anciennes écoles à prêter le
fameux et beau serment d'Hippocrate ; il est cependant
déjà un membre de la confrérie médicale, il participe
à tous les actes de la profession, il doit vis-à-vis des
malades qui sont soumis à son observation ou confiés
à ses soins, se soumettre aux mêmes obligations que
ses Anciens.

Il suffira, sans même avoir besoin d'évoquer le spectre
de la répression pénale ou disciplinaire, de s'adresser à la conscience d'un étudiant, de lui montrer le rôle
élevé de sa mission présente, et future, la raison d'être
du secret médical, pour qu'il l'observe strictement en
toutes circonstances : M. Brouardel a pu instituer à la
Morgue de Paris un cours pratique de médecine légale
dans lequel il fait des autopsies judiciaires sans que

____

(1) B. Lacombe, *loco citato*, p. 12.

jamais ses auditeurs aient commis d'indiscrétions et sans que les magistrats qui avaient ordonné ces autopsies aient vu leur action gênée par les récits des étudiants admis à ce cours. Je ne sache pas que le diagnostic d'un seul syphilitique soigné dans mon service ait été divulgué par un de mes élèves en médecine. Si, du reste, une indiscrétion de ce genre était commise, elle serait réprimée et punie d'une manière sévère : les administrations hospitalières disposent de peines disciplinaires vis-à-vis de leurs élèves internes et externes dont l'application serait ici des plus justifiées, et, fût-elle même commise par un étudiant ne relevant pas directement des administrations hospitalières, elle exposerait son auteur, de la part du malade dont il aurait fait connaître la maladie, à une action en dommages-intérêts pour préjudice causé par le fait de la divulgation.

Les étudiants en médecine ne sont pas seuls à être admis dans les salles d'hôpitaux et à entendre les réponses des malades et l'énoncé de leur diagnostic : s'y rencontrent également les élèves en pharmacie, les surveillants et infirmiers. Tous doivent être astreints au silence, avec autant de sévérité que les étudiants en médecine. Sur eux, l'autorité directe du médecin n'est plus la même, l'ascendant est moindre ; mais encore le chef de service doit-il leur rappeler que la discrétion est pour eux d'obligation stricte et que, protecteur des malades confiés à ses soins, il signalerait sans hésiter à qui de droit, c'est-à-dire à l'administration hospitalière, les infractions à cette règle, qu'il viendrait à connaître.

Ayant assuré la discrétion de ses subordonnés et de ses aides, le médecin d'hôpital doit encore — et surtout — observer vis-à-vis de ses malades syphilitiques des réserves et une discrétion analogues à celles qu'il observe vis-à-vis de ses clients de ville. Assurément, tous ne méritent pas de tels égards, beaucoup ne comprendraient pas ce que le médecin cherche à leur expliquer, s'il ne leur disait catégoriquement le nom ou le surnom de leur maladie , mais encore peut-il et doit-il le leur dire avec quelque ménagement, sans employer des expressions trop crues ; avec les femmes surtout, à moins que leur langage ne dénonce et leurs mœurs et leur connaissance des choses et des causes de la syphilis, il mettra toujours quelque atténuation dans l'énoncé du diagnostic de syphilis, ne le prononcera même qu'après s'être assuré que cette révélation ne peut apporter le trouble dans un ménage honnête ; il est, même dans la clientèle hospitalière, des hommes impressionnables ou insuffisamment préparés à entendre énoncer ce diagnostic, auxquels il est prudent de ne pas le faire connaître brusquement, si on veut éviter une émotion violente allant parfois jusqu'à la syncope, voire même un acte plus grave de désespoir.

Dans la pratique hospitalière, il est une source spéciale d'indiscrétions regrettables, c'est la promiscuité des malades qui se présentent par groupes à la consultation et qui, dans les salles, se trouvent si rapprochés que l'examen et les réponses de l'un d'eux sont entendus par plusieurs de ses voisins de lit. Les malades, consultants ou hospitalisés, sont ainsi au courant des maladies les uns des autres, et, si ces confidences involontaires et forcées ont peu d'inconvénients quand il s'agit de maladies quelconques, il n'en est plus toujours de même lorsqu'il s'agit d'affections vénériennes.

Il y a là une situation dont le médecin n'est pas responsable, mais qu'il doit déplorer, et à laquelle il peut d'ailleurs pallier dans une mesure importante pour peu qu'il y prête attention et veuille s'en donner la peine.

Tout d'abord, en ne haussant pas la voix pendant ses interrogatoires, il attirera beaucoup moins l'attention des autres malades, soit à la consultation, soit dans les salles; il pourra même, pour peu qu'il ait un auditoire un peu nombreux et qu'il baisse légèrement la voix au moment où il aborde les questions les plus spéciales et où il énonce son diagnostic, empêcher que ces autres malades ne soient mis au fait de la maladie de leurs compagnons.

Il y a plus et mieux à faire dans les consultations hospitalières: avec quelque attention, en dressant convenablement le personnel chargé d'introduire les malades, on peut, à moins que les locaux ne soient très mal disposés ou le nombre des consultants très considérable, parvenir à examiner séparément chaque malade, exactement comme dans une consultation privée. On atteindra plus facilement, même lorsque les consultations sont très nombreuses, ce but qui est l'objectif de tout médecin soucieux de sa dignité, lorsque, au voisinage de la salle de consultations et communiquant directement avec elle, on pourra faire disposer des logettes ou alvéoles séparées, analogues aux cabines des établissements de douches, dans lesquelles les malades se déshabilleront et se prépareront, pendant l'examen de ceux qui les précèdent, à se présenter devant le médecin.

Pour les malades hospitalisés, il est plus facile

encore de faire l'examen et l'interrogatoire individuel-
lement, à la condition que le malade soit en état de se
lever : il suffit de l'examiner dans un cabinet séparé.
Il doit, du reste, toujours en être ainsi lorsqu'on doit
faire déshabiller complètement un malade, homme ou
femme : l'examen y gagne non seulement en décence,
mais encore en facilité et en rapidité.

L'examen des femmes au spéculum ne doit jamais
se faire que dans un cabinet séparé de la salle
commune, en présence d'une surveillante ou infirmière
et des élèves du service, mais il doit être individuel et
on ne doit, sous aucun prétexte, tolérer la présence
d'autres malades dans le cabinet d'examen.

Lorsqu'un malade syphilitique doit être examiné
dans la salle commune, soit qu'il ne puisse se lever,
soit qu'il s'agisse d'une femme dont il y a lieu de respecter la pudeur et qu'il n'y a pas nécessité d'examiner
au spéculum, l'interrogatoire sera fait discrètement,
sans éclat de voix, sans réflexions bruyantes, et on
aura soin de dissimuler la vue du malade à ses voisins
soit au moyen de rideaux soit en faisant entourer son
lit par les élèves du service.

Le malade venu à la consultation a été examiné, le
diagnostic a été établi ; suivant les cas, il en a été ou
non averti ; il faut encore lui faire les recommandations
appropriées sur les moyens capables d'éviter de nouvelles contaminations (Voy. les chapitres concernant
les ouvriers syphilitiques, les domestiques syphilitiques, etc.), et lui remettre une ordonnance.

Pour cette dernière partie de la consultation, il n'y a
pas à faire de différences entre le consultant de l'hôpital et le consultant de la ville. Le diagnostic ne devra

pas figurer sur le feuillet portant l'ordonnance ; il devra même y figurer moins encore que pour un client de ville, parce que le consultant est moins instruit, moins soigneux peut-être, ou plus insouciant, et qu'on l'exposerait à divulguer inconsciemment sa maladie s'il venait à égarer son ordonnance ou à l'ouvrir sans défiance devant son patron. On devra de même s'abstenir d'y inscrire de mentions relatives aux nom, domicile du malade, pour lesquelles la plupart des imprimés hospitaliers réservent une place : le contenu, généralement révélateur, de l'ordonnance ne doit pas pouvoir être rapproché du nom de celui auquel elle a été délivrée. Il convient même de ne pas mêler aux prescriptions pharmaceutiques les recommandations relatives à la prophylaxie des maladies vénériennes : ces recommandations, dont il est utile de remettre au malade l'énoncé formel, devront toujours figurer sur un imprimé spécial, complètement séparé de la feuille d'ordonnance.

Pour les malades hospitalisés, il est un autre imprimé dont les révélations sont autrement plus graves, parce qu'il ne reste pas entre les mains du malade, mais rentre, à sa sortie, dans les bureaux de la direction de l'hôpital, c'est la « pancarte » sur laquelle sont inscrits les nom, prénoms, âge, domicile du malade et dont une case, précédant celle où signe le médecin, est destinée à recevoir le diagnostic de la maladie.

Il y a quelques années encore, les pancartes dans les hôpitaux de Paris étaient imprimées d'un seul côté et placées comme elles le sont encore à une des extrémités du lit de chaque malade, disant à tout venant son idendité et son état civil. Actuellement, elles ont deux faces : l'une, sur laquelle sont énoncés le nom et l'état

civil du malade, est destinée à servir de verso ; sur
l'autre, que la disposition des cadres destinés à recevoir
les pancartes permet seule de lire, sont inscrits son
lieu de naissance, son domicile, et se trouvent les emplacements réservés au diagnostic et à la signature du
chef de service. Pendant le séjour du malade à l'hôpital,
ces emplacements restent en blanc, et il n'y a ni grand
inconvénient ni grand avantage à ce que les visiteurs
puissent apprendre que le malade occupant tel lit est
né à tel endroit et demeure en telle rue.

Lorsque le malade quitte l'hôpital, la pancarte est
présentée au chef de service qui est invité à remplir ou
à faire remplir la case réservée à l'indication du diagnostic. Elle est ensuite remise au directeur de l'hôpital, et le diagnostic indiqué par le chef de service est
inscrit par un employé sur le certificat de séjour à l'hôpital si le malade en réclame un, il est porté, en tout cas,
sur le registre administratif (dit registre des entrées)
sur lequel sont catalogués tous les malades avec leurs
nom, domicile, état civil ; à ce registre se reporte toute
personne qui veut entreprendre une recherche sur le
mouvement des malades dans l'établissement, et d'autre
part, un index alphabétique permet de retrouver facilement toutes les mentions concernant une personne
donnée. La pancarte est, en outre, conservée un certain
temps aux archives de l'hôpital.

Ces développements un peu longs étaient nécessaires
pour faire comprendre le mécanisme et la portée de ce
rouage administratif, en apparence anodin, qu'est la
« pancarte ». Ils montrent qu'il est en fait ou qu'il
peut devenir un instrument de dénonciation, qu'il fait connaître à toute une série d'employés appelés à manipuler
la pancarte, et plus tard à toute personne venant à con-

sulter le registre des entrées, la maladie qui a été diagnostiquée à la sortie des personnes hospitalisées.

Que cette maladie soit une pneumonie, une fièvre typhoïde ou une fracture de jambe, il n'y a, sauf rarissimes exceptions, ni grande indiscrétion, ni souvent grande malice à connaître ou à faire connaître ce diagnostic.

Il n'en est plus de même lorsqu'il s'agit de syphilis ou de blennorrhagie.

Le directeur d'un hôpital est, par sa profession, tenu d'observer la discrétion et de respecter les secrets qu'il apprend. Récemment encore, un arrêt de la Cour de cassation annulant une ordonnance du juge d'instruction de Bordeaux (1) décidait que le directeur d'une maternité ne pouvait être contraint de faire connaître à la justice le nom et le domicile des femmes accouchées dans son hôpital de telle à telle date et consacrait ce principe qu'un directeur d'hôpital est tenu d'observer le secret professionnel dans les cas qui concernent la sécurité des malades et l'honneur des familles.

La discrétion que les arrêts de justice imposent au directeur d'un hôpital lorsqu'il est requis de déposer sur les faits concernant les malades soignés dans cet hôpital est, à plus forte raison, obligatoire pour lui vis-à-vis du public : il n'a pas le droit de faire connaître à la première personne venue la maladie pour laquelle un de ses pensionnaires a été soigné ; à Paris, l'Administration de l'Assistance publique fait très strictement observer cette règle.

Les employés de bureau qui, sous les ordres des

_____

(1) Cour de cassation, Chambre criminelle, 14 mars 1895. DALLOZ, *Jurisprudence*, 1899.

directeurs d'hôpitaux, sont chargés de tenir les registres et de compulser les pancartes, sont astreints aux mêmes obligations. Il serait exagéré de croire qu'ils s'y conforment toujours, qu'ils ne tirent pas parfois profit ou plaisir de la divulgation d'un diagnostic.

A supposer même que les bouches soient closes, il n'est pas difficile de supposer que les pancartes ou les registres puissent fixer les regards de quelque personne étrangère à l'hôpital, entrée par hasard dans les bureaux ou profitant de la distraction d'un employé. Il se peut que quelque agent de la police judiciaire, imposant une volonté que des magistrats réprouveraient, consultât ces registres qu'il regarde comme purement administratifs.

En écrivant sur une pancarte le diagnostic de syphilis ou de blennorrhagie, le médecin devient donc le premier agent, le complice avant la lettre, des indiscrétions que peuvent commettre ceux qui la liront.

Dans les hôpitaux généraux, ce diagnostic ne doit jamais, à mon avis, sous aucun prétexte, figurer sur une pancarte.

Dans les hôpitaux spéciaux de vénériens, les inconvénients précédents n'existent plus : du moment où un malade entre et reste dans ces hôpitaux, il est réputé vénérien (1) ; le diagnostic précis de la maladie dont il est atteint n'a plus guère importance ; il suffit de faire savoir qu'il a été traité dans l'établissement pour com-

(1) C'est précisément là un des arguments capitaux contre la conservation des services exclusivement réservés aux vénériens. En dehors des services annexés aux dispensaires de salubrité, et qui, quoiqu'on dise et qu'on fasse, auront toujours quelque chose de la prison, il ne doit y avoir ni service hospitalier ni consultation à destination et à caractère purement vénéréologiques, dont l'entrée soit déjà un brevet de maladie vénérienne.

mettre une indiscrétion, révéler un' secret que le diagnostic ne peut guère aggraver ; la discipline du personnel administratif y est également plus sévère et son
attention plus éveillée sur les inconvénients des indiscrétions. Il n'y a donc pas plus de scrupules pour le
médecin d'un hôpital de vénériens à inscrire le diagnostic sur les pancartes que pour le médecin d'un asile
d'aliénés à libeller les certificats administratifs qui lui
sont périodiquement réclamés.

Dans les hôpitaux de vénériens, il y a même un intérêt
réel, dont les malades sont les premiers à profiter, à
indiquer très exactement sur les pancartes l'affection
pour laquelle ils ont été traités : les malades font à
l'hôpital des séjours successifs et parfois multiples ;
le médecin peut retrouver en consultant les pancartes
l'indication des maladies ou des accidents qui ont nécessité ces séjours successifs.

A ce point de vue, la pancarte devient un élément,
très imparfait, mais cependant quelquefois utile, de
statistique médicale ; si le récolement et la conservation
en étaient confiés à un personnel exclusivement médical,
elle échapperait à tous les reproches et ne risquerait
plus d'être l'instrument d'indiscrétions ; mais elle devrait
alors être plus détaillée, renfermer une série d'indications médicales valables en raison de leur multiplicité
et de leur degré d'exactitude.

Elle deviendrait ainsi une manière d' « observation,
clinique ». Les essais de statistique médicale faits il y
a quelques années dans les hôpitaux de Paris ont été
acceptés avec trop d'indifférence pour qu'une nouvelle
tentative de ce genre ait chance de réussir. Les statistiques ne valent que par le soin qu'on apporte à en
recueillir les éléments. Les chefs de service qui veulent

s'y livrer peuvent toujours exiger de leurs élèves la rédaction d'observations où ils puisent les éléments de statistiques personnelles, autrement utilisables que les statistiques officielles de modèle uniforme, mais de qualité variable et contestable.

Les « observations » des malades dans les hôpitaux sont trop souvent abandonnées sans contrôle dans les salles à la curiosité de tous. Les médecins et les élèves devraient cependant se souvenir qu'elles constituent des documents secrets; elles renferment souvent des indications dont la révélation serait infiniment plus grave que celle du diagnostic d'une maladie. Tel qui les déroberait ou qui en prendrait copie pourrait en faire son profit et causer un préjudice considérable aux malades dont elles relatent l'histoire et au médecin qui les a rédigées. Elles devraient donc être soigneusement serrées et mises à l'abri de toute indiscrétion.

En publiant une observation, — cette remarque s'applique non seulement aux observations des malades d'hôpital, mais encore à celles des malades de ville, bien que les maladies de ces derniers soient beaucoup moins souvent l'occasion de travaux scientifiques, — le médecin doit soigneusement s'abstenir de fournir aucune indication permettant de reconnaître l'identité de son malade; le nom ne doit y figurer que sous une initiale; le domicile ne doit jamais être indiqué, ou, s'il présente un intérêt au point de vue médical en raison de conditions telluriques spéciales, il doit être signalé d'une façon suffisamment peu précise pour ne pas permettre l'identification du malade. Si une photographie, surtout une photographie représentant les organes génitaux, est annexée à l'observation, celle-ci doit être encore plus scrupuleusement expurgée et débarrassée de toute mention permettant de découvrir le nom du malade. Quant aux photographies représentant des lésions du visage, leur publication doit être faite avec la plus extrême circonspection ; les régions qui ne sont pas le siège de lésions et qui peuvent servir à reconnaître le modèle seront supprimées sur la planche, ou rendues méconnaissables par des retouches et des surcharges. Ces règles, qui doivent d'ailleurs être observées quelle que soit la maladie figurée ou décrite, sont encore plus strictes toutes les fois que la syphilis est mentionnée, à titre principal ou à titre accessoire, dans une observation.

CHAPITRE XIV

SYPHILIS ET SOCIÉTÉS DE SECOURS MUTUELS

Les sociétés de secours mutuels, qui assurent à leurs membres les soins médicaux et la fourniture des médicaments, chargent généralement un médecin et un pharmacien de leur choix de donner les premiers et de préparer les seconds.

Le médecin doit ordinairement écrire son ordonnance sur une formule comportant l'indication de la maladie, formule dont souvent même il adresse un double au président de la société.

Le pharmacien, à titre justificatif, joint à son relevé de fournitures, les ordonnances du médecin ou leur copie.

S'il est facile au médecin de dissimuler la nature d'une manifestation syphilitique sous un nom tiré de son siège anatomique ou de ses symptômes, il lui est plus difficile de prescrire une préparation mercurielle ou iodo-potassique sans l'appeler par son nom, d'autant que beaucoup de sociétés de secours mutuels imposent à leurs pharmaciens un tarif ou une série de prix dont l'application suppose connu le nom du médicament fourni. Et, lorsqu'il remarque sur une ordonnance ou une note d'apothicaire la mention d'une préparation mercurielle, le président de la société de secours mutuels est aussi sûrement fixé sur la maladie de son sociétaire que si le diagnostic de syphilis était écrit en toutes lettres. Il n'a pourtant pas qualité pour y être initié, pas d'obligations légales de ne pas le divulguer.

Assurément, parmi les hommes dévoués qui assument la gestion des sociétés de secours mutuels, il en est — c'est de beaucoup le plus grand nombre — dont la délicatesse est assez vive, le souci du bien-faire assez développé pour qu'ils conservent par devers eux le secret ainsi surpris et trouvent tout naturel de soigner toutes les maladies de leurs sociétaires, la syphilis comme les autres.

Le médecin, cependant, sait par expérience qu'il doit compter sur les exceptions ; il peut même se trouver en face d'une exception notoire. Il agira donc prudemment en dissimulant, toutes les fois qu'il le pourra, la nature de la médication, ou en prescrivant des médicaments dont l'usage ne soit pas exclusivement réservé aux syphilitiques, par exemple les solutions de sublimé, la pommade mercurielle, en ajoutant aux solutions d'iodure de potassium de l'iodure de sodium ou un bromure qui en atténue le caractère révélateur. Il devra, en tout cas, prévenir le malade que les médicaments qu'il lui ordonne ont une notoriété particulière et, si le malade en manifeste le désir, ne pas les inscrire sur son carnet personnel et lui remettre, sur un feuillet séparé, une ordonnance que le malade fera exécuter à ses frais chez un pharmacien de son choix. Il serait préférable encore, lorsque le médecin a la confiance du président de la société, qu'il fût autorisé à ordonner les médicaments destinés au traitement de la syphilis sur ordonnance ne portant pas l'indication du nom du malade, et que le pharmacien pût porter sur son relevé que la fourniture a été faite à un membre de la société sans faire connaître le nom de celui-ci.

Il y a donc, suivant les conditions particulières, suivant les règlements des sociétés, des solutions variables à adopter, en partant de cette idée que le médecin doit faire tous ses efforts pour que la syphilis de son malade ne soit pas divulguée.

Certaines sociétés de secours mutuels ont encore dans leur règlement un article portant qu'elles ne doivent ni soins médicaux ni médicaments à ceux de leurs membres qui sont atteints de maladies vénériennes.

Les médecins attachés à ces sociétés parviendront quelquefois à faire modifier un règlement qui va à l'encontre des vrais principes de la mutualité et qui cadre mal avec une prophylaxie publique bien entendue des maladies vénériennes.

S'ils sont obligés de se soumettre à de pareilles prescriptions, il arrivera d'abord que d'eux-mêmes les vénériens s'élimineront à peu près complètement de leurs consultations. Quelques-uns cependant, oubliant ou feignant d'oublier le règlement, ou ignorant la nature de leur maladie, atteints qu'ils sont de syphilis d'origine extra-génitale ou de manifestations tardives de la syphilis, réclameront d'eux des soins et une ordonnance à faire exécuter chez le pharmacien de la société.

Sauf aux malades atteints de chancre syphilitique des organes génitaux, ce qui violerait trop ouvertement le règlement, le médecin pourrait toujours remettre cette ordonnance, en voilant le mieux possible la nature des remèdes.

En ce qui concerne les malades atteints de syphilis d'origine extra-génitale, ce ne serait évidemment pas violer le règlement — qui, lorsqu'il formule une exception, porte presque toujours « maladies vénériennes » — que de leur faire délivrer les médicaments nécessaires, et il faudrait qu'une société de secours mutuels fût bien mal conseillée pour s'y refuser.

En cas de manifestations tardives, le médecin serait encore en droit d'assurer le traitement ; la syphilis déjà ancienne n'intervient souvent que pour une part dans le développement de ces manifestations ; les auteurs du règlement n'ont voulu atteindre que les maladies directement liées à la contamination vénérienne, ils ignoraient la longue durée de l'infection syphilitique, ses conséquences multiples et variées ; ce règlement et l'entrée du malade dans la société remontent même souvent à une époque où on ne soupçonnait pas que la syphilis pût engendrer tant de manifestations viscérales tardives.

Parfois encore, le traitement syphilitique est le seul moyen qui permette de déterminer si l'affection relève ou non de la syphilis, et la société de secours mutuels ne peut refuser les soins médicaux à un de ses membres parce qu'il est atteint d'une maladie qui simule une maladie vénérienne.

Dans ces différents cas encore, il faudrait un mauvais vouloir excessif de la part des conseils de la société pour que le médecin n'eût pas la liberté d'action que lui commandent l'humanité et l'équité.

CHAPITRE XV

LA TRANSMISSION DE LA SYPHILIS PAR LES INSTRUMENTS

Dans le prochain chapitre, nous verrons que le médecin peut être personnellement un agent de transmission directe de la syphilis et qu'il doit prendre les plus grandes précautions pour ne pas la transmettre.

Les faits que nous avons à examiner dans le présent chapitre sont plus fréquents, plus redoutables peut-être encore, parce qu'ils peuvent se produire dans la pratique de tous les médecins et que la moindre imprudence, la moindre précaution omise, peuvent en être la cause. Nous verrons même qu'il est des circonstances où la transmission se fait par l'intermédiaire d'opérateurs qui n'ont aucun titre médical.

Il n'est pour ainsi dire pas d'opération, pas d'exploration se faisant à l'aide d'un instrument introduit à travers les tissus ou dans les cavités naturelles qui ne puisse devenir l'occasion d'une inoculation syphilitique.

Il suffit en effet qu'un instrument, encore souillé du sang d'un syphilitique à la période où le sang est contagieux, soit mis en contact avec une perte de substance des téguments d'un autre sujet, pour que ce dernier risque d'être infecté. Avant l'avènement de la chirurgie antiseptique et de la chirurgie aseptique, les faits de cet ordre étaient beaucoup plus fréquents qu'ils ne sont actuellement; ils ne peuvent plus actuellement avoir pour auteurs que des opérateurs négligeant les plus élémentaires des règles de la chirurgie contemporaine.

L'agent de contagion en cause dans la grande majorité des cas est la sécrétion de lésions syphilitiques suintantes, ou, pour mieux dire de plaques syphilitiques des muqueuses : c'est dire que la contamination a lieu presque toujours à l'occasion d'opérations ou d'explorations pratiquées sur les cavités naturelles au moyen d'instruments ayant servi à opérer ou à examiner des sujets syphilitiques.

Les examens des organes génitaux et urinaires au moyen du spéculum, de l'hystéromètre, les opérations dans lesquelles il est fait usage d'écarteurs, de pinces à fixation, etc., voire même d'une pince porte-tampon, d'un cathéter uréthral, mais plus encore l'exploration de la cavité buccale et de ses annexes, les opérations pratiquées sur cette cavité, sont particulièrement dangereux.

Les instruments divers des dentistes, qui trop souvent ne sont l'objet que d'un nettoyage trop sommaire et sont rarement soumis aux procédés d'aseptisation, les abaisse-langue quels qu'ils soient, les porte-crayons à nitrate d'argent sont peut-être de tous les instruments les plus redoutables, en raison de leur usage fréquent, de leur emploi banal chez un grand nombre de malades dont certains peuvent être syphilitiques, et syphilitiques porteurs de lésions de la cavité buccale.

A côté de ces instruments, il faut citer ceux qui servent aux interventions sur le nez, le pharynx, le cathéter de la trompe d'Eustache en particulier, tous ceux qui servent dans la pratique ophthalmologique et spécialement les cathéters des voies lacrymales, qui m'ont paru être la cause de la presque totalité des chancres de la paupière que j'ai observés.

Sans avoir la prétention de citer tous les instruments qui peuvent être les vecteurs du virus syphilitique et toutes les opérations au cours desquelles il peut se transmettre, je dois encore signaler les inoculations par la lancette dans la vaccination de bras à bras, par le scarificateur à ventouses, par l'aiguille des seringues à injections hypodermiques : ces instruments rentrent, d'ailleurs, dans ceux qui transmettent la syphilis au moyen du sang virulent qu'ils transportent.

Pour prévenir de semblables accidents, le devoir absolu du médecin est de pratiquer ou de faire pratiquer sous ses yeux l'incinération des linges, objets de pansement, tampons d'ouate ayant servi à l'examen d'un syphilitique et la désinfection immédiate de tous les instruments qui ont servi à des interventions ou à des examens chez des syphilitiques ou chez des sujets pouvant être syphilitiques, et de ne jamais se servir, pour pratiquer un examen ou une opération, d'un instrument sans l'avoir aseptisé ou sans s'être assuré qu'il a été aseptisé.

Il ne rentre pas dans le cadre de ce livre d'indiquer les procédés à employer pour aseptiser les instruments. Il suffira de rappeler que, d'une façon générale, les plus recommandables parmi ces procédés sont basés sur l'emploi de la chaleur ; contre le virus syphilitique, en particulier, la chaleur et même une chaleur très inférieure à celle qui tue beaucoup de germes pathogènes, donne une sécurité plus grande que l'emploi des liquides antiseptiques dont le pouvoir neutralisant pour le virus syphilitique est très loin d'être bien déterminé. L'immersion dans l'eau bouillante ou le flambage à l'alcool pour les instruments qui le supportent sont donc les meilleurs procédés.

Dans ces dernières années, on a préconisé l'emploi pour la vaccination de plumes d'acier pointues et non fendues (vaccinostyles de Mareschal), que leur très faible prix de revient permet de ne faire servir qu'à une seule opération; cet instrument ingénieux est parfait, mais il est indispensable de le jeter au feu ou de lé flamber après s'en être servi, si on ne veut risquer qu'il inocule et du vaccin et peut-être de la syphilis les personnes qui viendraient à le manipuler après usage.

Partant du même principe, on a proposé encore des abaisse-langue en bois qui peuvent être cassés et brûlés après l'examen d'un seul malade ; nous ne nous soucions guère de les employer, car ils risquent de blesser ou de salir les mains au moment où on les casse, et il est beaucoup plus simple de flamber à l'alcool un abaisse-langue métallique que de brûler un abaisse-langue en bois dans un foyer ardent qu'on n'a pas toujours à sa portée.

Soit négligence, soit inadvertance, soit méconnaissance de ce risque, un médecin a inoculé la syphilis au moyen d'un instrument. Rarement, il s'aperçoit, au moment même de l'inoculation, du danger que court son malade ; c'est lorsque le chancre s'est développé qu'une soudaine réminiscence lui fait reconnaître sa faute. Ou bien c'est à l'éclosion des accidents secondaires qu'il est amené à rechercher le siège du chancre initial : il se convainc alors que ce chancre siège ou a siégé au point même où il a pratiqué une opération, qu'il est apparu à une date concordant, en tenant compte de la durée de l'incubation, avec celle de l'opération et qu'aucune autre raison ne peut expliquer le transport en ce lieu du virus syphilitique.

Il est loyal, en pareil cas, et il est parfois habile de faire connaître la vérité au malade, de ne pas, par des mensonges ou des réticences, lui donner lieu de suivre une piste erronée, qu'il abandonnera bientôt pour accuser le vrai coupable. Il ne faut surtout pas lui dissimuler la nature des accidents dont il est atteint : ce serait risquer qu'il provoque autour de lui une épidémie familiale de syphilis. Quelque pénible que soit l'aveu de son imprudence et de sa négligence, le médecin ne peut, à mon avis, se dispenser de le faire.

Tout autre est la conduite du médecin qui, consulté par un syphilitique, soupçonne ou découvre que ce malade a été contaminé au cours d'une intervention chirurgicale ou d'un examen médical.

Il est incontestable qu'il ne peut cacher au malade la nature de son mal : il y a un intérêt général à ce que celui-ci prenne les précautions nécessaires pour éviter de communiquer sa maladie, et il ne peut le faire que s'il sait à quoi s'en tenir.

Mais le médecin doit s'en tenir là, si précis que soient ses soupçons, si nettes que soient les circonstances de la transmission, — et au cas où le malade ne s'en douterait pas, il ne doit pas s'appesantir sur l'interrogatoire pour éveiller des soupçons, — car il n'est pas dans son rôle de se faire dénonciateur. Et, en cela, il est inspiré non seulement par les règles d'une bonne confraternité, mais encore par ce principe général que le médecin ne doit faire connaître la faute d'autrui que si sa dénonciation conduit à une mesure de prophylaxie publique et d'intérêt commun : or, il est évident que le médecin digne de sa profession n'a pu transmettre la syphilis que par imprudence ou inadvertance et non par parti pris ; il n'est pas coutumier du fait, et ne renouvellera sans doute pas son imprudence.

Si les relations entre les deux confrères le permettent et si le médecin consulté ne redoute pas de provoquer chez le médecin inoculateur un désespoir violent, il sera toujours préférable de l'aviser confidentiellement du fait : ce n'est, en somme, pas révéler un secret professionnel, ou tout au moins ce n'est le révéler qu'à une personne ayant toutes raisons de le conserver ; et, tout à la fois, on éclaire le médecin sur la nature des manifestations qu'il peut être à même d'observer ultérieurement chez son malade, et on le met en garde contre le retour d'accidents semblables.

Infiniment plus délicate à préciser est la conduite que doit tenir le médecin lorsqu'il est consulté par un client accusant un autre médecin de lui avoir communiqué la syphilis.

A supposer que le malade en question soit bien atteint de syphilis, — on voit en effet des malades accusant un médecin de leur avoir transmis la syphilis alors qu'ils sont porteurs d'accidents tout à fait autres, — et qu'il y ait vraisemblance ou même certitude que cette syphilis a bien été inoculée par le médecin, car il arrive que des malades rapportent à une origine opératoire des contaminations qui sont post-opératoires et n'ont rien de médical à leur origine, à supposer, dis-je, ces conditions remplies, le médecin consulté devra toujours émettre des doutes sur la réalité du mécanisme invoqué par le patient. Il lui fera observer que le médecin n'a pas été seul à toucher la région opérée ou examinée, que lui-même (le patient) y a porté la main, qu'il avait pu avant d'y porter la main toucher quelque objet ayant servi à un syphilitique, que les occasions de rencontrer un syphilitique sont fréquentes dans toutes les situations ; il pourra, pour le mieux convaincre, lui narrer quelque observation de syphilis à origine inconnue ou singulière qu'il a lui-même rencontrée, lui en lire une dans quelque traité de syphiligraphie ou dans un journal médical.

Il est des malades auxquels ces arguments ne suffisent pas : ils sont venus moins pour consulter que pour se faire délivrer un certificat médical constatant l'origine de leur syphilis et comptent, une fois armés de ce certificat, assigner devant les tribunaux le médecin qu'ils accusent de la leur avoir communiquée.

A ceux-là, le médecin doit tenir un langage analogue, mais en variant le ton, leur montrer — ce qui est la stricte vérité — qu'il est difficile de démontrer l'origine d'une syphilis donnée, que la justice ne se contente pas d'une affirmation, mais veut une preuve, que l'expert commis par le tribunal pourra bien affirmer l'existence de la syphilis, mais ne pourra élucider son origine, que l'avocat du médecin défendeur ne manquera pas d'être documenté sur la syphilis, d'apporter des arguments qui troubleront la conscience des juges, et qu'il ne manquera pas non plus de rechercher si lui demandeur n'a pas pu prendre la syphilis ailleurs que dans le cabinet du médecin. Votre avoué, lui dira-t-il encore, vous fera toutes ces objections ; il vous demandera encore si vous ne craignez pas, en faisant connaître votre syphilis au grand jour de l'audience, de la faire attribuer par d'aucuns à de bien autres causes que celle vous lui voulez reconnaître.

Si ces arguments n'ont pas calmé l'ardeur processive du malade, s'il continue à exiger un certificat, le médecin consulté devra encore lui faire observer que ce certificat ne le dispenserait pas de se faire examiner par l'expert commis par la justice, car les tribunaux n'attachent guère crédit qu'aux constatations faites par les experts ; ce certificat ne pourrait d'ailleurs être rien de plus que l'énoncé des manifestations existant actuellement ; il ferait double emploi avec le rapport des experts et est dès lors inutile.

En manière de conclusion, le médecin déclarera qu'il a pour règle constante et immuable de ne jamais délivrer un certificat constatant qu'un de ses clients est atteint de syphilis, qu'en le délivrant il lui rendrait peut-être un mauvais service et que, pour arriver à un tel résultat, il ne voit pas pourquoi il enfreindrait la règle qu'il s'est toujours imposée.

Jusqu'à présent, il s'est agi de la conduite du médecin en présence d'un cas *isolé* de syphilis opératoire transmise par un autre *médecin*.

Or, la syphilis peut être transmise par un médecin, non plus d'une manière isolée, mais, suivant l'expression juridique, *habituellement*, c'est-à-dire que ce médecin l'a déjà transmise plusieurs fois.

Et elle peut être transmise par un opérateur *non médecin*, et alors, généralement aussi, *habituellement*.

La conduite du médecin consulté est complètement modifiée par ces circonstances.

Le médecin qui, à plusieurs reprises, dans un court

espace de temps, transmet la syphilis à ses clients —
et dans l'espèce, c'est toujours à des clients qui viennent le consulter pour la même maladie — est un
médecin dangereux ; qu'il le soit par négligence, par
inadvertance, par ignorance ou par charlatanisme, il
commet une faute trop lourde, une série de fautes trop
lourdes, et il menace trop directement ceux qui s'adressent à lui, pour que ceux de ses confrères qui sont mis
au courant de ses agissements ne soient pas en droit
et en devoir de faire leurs efforts pour les arrêter.

S'il est simplement inconscient, ignorant de la fréquence de la syphilis dans sa clientèle, et de la possibilité de la transmettre par un abaisse-langue souillé
ou un porte-crayon enduit de produits syphilitiques,
on peut lui faire connaître le danger, l'aviser des faits
observés et l'engager à se mettre en garde contre leur
retour. Il existe encore, en effet, quelque invraisemblable que cela paraisse, des médecins qui, de bonne
foi, ignorent assez les choses de la syphilis pour
s'exposer et exposer leurs clients à pareille aventure,
et qui accueillent avec reconnaissance l'avis que leur
donne un confrère autorisé par sa situation scientifique
ou professionnelle.

Plus souvent, l'auteur de ces contaminations multiples est un irrégulier de la profession, péchant par
ignorance jusqu'à un certain point, plus souvent par
débilité mentale, par bravade, par charlatanisme. Dans
les faits connus, il s'agit généralement de médecins
qui opèrent, avec un appareil théâtral, sur des malades
réunis en nombre variable pour subir, quelle que soit
leur maladie, une opération toujours la même, au
moyen d'un instrument qui passe de l'un à l'autre sans
subir de nettoyage.

Il y a quelques années, un industriel de ce genre pratiquait à Paris le cathétérisme de la trompe d'Eustache sur des malades assis côte à côte sur un banc, et, successivement, introduisait la même sonde dans leurs cavités pharyngiennes. Un ou plusieurs malades atteints de manifestations syphilitiques s'étant trouvés au nombre de ses opérés, il infecta en plusieurs autres et produisit une véritable épidémie de syphilis.

Plus récemment, un personnage parcourait les services des hôpitaux de Paris et, déjouant la surveillance, inoculait à des malades, sous prétexte de les vacciner contre la syphilis, des produits de sécrétions contagieuses.

Vis-à-vis de médecins aussi inconscients et aussi oublieux de toutes les règles de l'art et de la dignité médicale, il n'est pas de ménagements à prendre. Quiconque a connaissance de leurs agissements remplit une obligation de conscience en employant tous les moyens nécessaires pour les arrêter.

Ces moyens sont variés.

Il peut se trouver, parmi leurs victimes, des personnes qui ne craignent pas de les poursuivre, et, d'ailleurs, les poursuites n'ont plus en pareil cas des inconvénients aussi sérieux pour celui qui les intente, que dans le cas de contamination accidentelle et unique, la multiplicité même des faits et des victimes, si elles poursuivent en commun ou successivement, prouvant bien, aux yeux du public, la véracité de leurs griefs, comme elle facilite la tâche des experts et force la conviction du juge. Le médecin consulté sera donc ici en droit d'encourager les poursuites au lieu d'en dissuader ses clients.

Aucune des victimes ne se porte-t-elle plaignante en

justice, le médecin est quelque peu gêné pour adresser une dénonciation à l'autorité judiciaire ; alors même que le ministère public poursuivrait d'office, il n'aurait pas la possibilité de faire citer des témoins à charge, le médecin dénonciateur ne pouvant lui faire connaître les victimes.

La meilleure voie pour appeler l'attention sur les faits de ce genre est de les communiquer aux sociétés savantes : avec la publicité qui leur est ainsi donnée, il y a bien quelque chance que les pouvoirs publics soient informés du fait, et s'ils ouvrent une enquête, le médecin auteur de la communication ne trahit le secret d'aucun de ses clients en déclarant à l'enquête qu'il a été consulté par un, deux ou plusieurs malades qui ont été contaminés par le sieur Un tel dans le cours de telle opération, mais que, lié par le secret professionnel, il ne peut faire connaître leurs noms. L'autorité qui poursuit l'enquête saura ensuite, si elle le veut, découvrir des preuves et faire cesser les agissements coupables.

Il pourra même arriver que la société savante à laquelle des faits de cette gravité auront été communiqués, prenne à son compte la charge de les faire connaître directement aux pouvoirs publics, et d'attirer sur leur auteur l'attention des autorités administratives, en particulier des services de l'hygiène auxquels elle ressortissent en tant que manifestations épidémiques.

Les contaminations syphilitiques peuvent avoir pour auteurs des opérateurs non diplômés, étrangers complètement à la profession médicale.

Parfois, l'inoculation se fait au moyen du sang ou des produits de sécrétion de lésions spécifiques entraînés par un instrument et transportés sur une solution de continuité des téguments du sujet contaminé : c'est de la sorte que le scarificateur des ventouses, que le rasoir du barbier peuvent produire des inoculations en passant d'un client à un autre, sans avoir subi, entre deux clients, de nettoyage suffisant.

Ces deux modes d'inoculation ne peuvent guère comporter qu'un petit nombre d'infections; il suffira donc que le médecin qui en aurait reconnu l'intervention fasse connaître à leurs auteurs la nécessité de prendre dans l'avenir des précautions, simples d'ailleurs.

Le plus souvent, l'opérateur est atteint de syphilis et inocule les produits de sécrétion de lésions syphilitiques de sa cavité buccale, soit par contact direct en pratiquant la succion d'une plaie comme les opérateurs rituels de la circoncision israélite, soit en humectant avec sa salive les instruments qu'il fait pénétrer dans les tissus, comme le bijoutier qui perfore le lobule de l'oreille pour préparer le passage d'un anneau.

Ici, les contagions peuvent être nombreuses, échelonnées sur un laps de temps considérable : en effet, ces opérateurs sont dangereux pour tous leurs opérés et tant qu'ils n'ont pas dépassé la période des accidents contagieux.

Le bijoutier qui a infecté le lobule de l'oreille d'une fillette peut être poursuivi, et la constatation de plaques syphilitiques dans sa cavité buccale serait d'un grand poids dans la décision du tribunal; mais peu de familles se décideraient à faire connaître publiquement que leur enfant est syphilitique. Le médecin n'a donc d'autre ressource que de prévenir personnellement ce chirurgien de rencontre qu'il est dangereux, qu'il s'expose à des poursuites judiciaires s'il continue à suivre ses anciens errements, que d'ailleurs, pour éviter toute contamination, il n'aura qu'à se servir d'un perforateur soigneusement désinfecté et à ne pas l'humecter avec sa salive. Ces conseils ne seront pas toujours suivis.

La circoncision rituelle ne peut plus, actuellement, en France du moins, servir d'occasion à la contamination par les sécrétions des plaques buccales d'un opérateur syphilitique. Les opérateurs officiels des divers consistoires ont cessé de pratiquer la succion de la plaie qui constituait autrefois une des phases obligatoires du rite sacré. Ils ont apporté cette modification, précisément à la suite de l'infection d'un certain nombre de nouveau-nés israélites par des mohels syphilitiques. Ces faits ont fait l'objet de communications multiples aux sociétés savantes ; leur répétition et l'émotion provoquée par leur publication ont amené les autorités religieuses à s'en préoccuper et à édicter les règles actuellement en usage pour la circoncision. Au cas où des mohels y contreviendraient, le médecin serait en droit de les signaler aux consistoires.

CHAPITRE XVI

LES MÉDECINS SYPHILITIQUES

Le médecin peut prendre la syphilis, comme tout autre homme, plus même que tout autre homme.

Il peut, en effet, la prendre par toutes les voies habituelles, et la prendre aussi par des voies inhérentes à l'exercice de sa profession.

Les occasions professionnelles les plus communes sont représentées par le toucher vaginal des femmes syphilitiques, par les opérations pratiquées sur des sujets en activité de syphilis contagieuse, par l'examen de la cavité buccale des sujets porteurs de plaques muqueuses.

Le toucher vaginal expose, on le conçoit, tout particulièrement à la contamination syphilitique, en raison de la fréquence des lésions syphilitiques suintantes au niveau de la vulve, de la présence fréquente dans le vagin de sang provenant des règles ou de pertes et de la durée du contact du doigt avec les surfaces dangereuses. Il y expose d'autant plus qu'il est souvent pratiqué sans précautions, même chez des femmes suspectes ou atteintes de syphilis (1) et que, pour

(1) Dans un concours pour la nomination à une place d'accoucheur des hôpitaux, auquel j'assistais en qualité de juge, j'ai pu me rendre compte que l'imprudence est la règle parmi les accoucheurs et dans les services d'accouchements. Une des femmes désignées pour

transmettre la syphilis, il n'est pas nécessaire qu'une femme présente des manifestations vulvaires ou autres très apparentes ; bien souvent la contamination a pour origine une femme chez laquelle rien ne faisait soupçonner la syphilis et en présence de laquelle le médecin ne serait cru tenu à aucune précaution.

Les opérations chirurgicales pratiquées sur les syphilitiques à la période secondaire peuvent être l'occasion de contaminations, quelle que soit la région opérée, alors même que celle-ci est indemne de toute manifestation syphilitique appréciable. C'est qu'en effet le sang, à la période initiale de la syphilis, est contagieux. Il suffit donc d'une écorchure existant avant l'opération, d'un traumatisme, même léger, produit pendant l'opération sur le doigt du chirurgien, pour que la solution de continuité du tégument puisse s'infecter.

Jullien (1) a rapporté l'observation, intéressante à de

servir de sujet à une épreuve clinique présentait sur la vulve de multiples plaques érosives. Le candidat que le sort allait désigner pour l'examiner ne pouvant se dispenser de la toucher, je demandai s'il y avait bien dans la salle des protecteurs en caoutchouc qu'on pût mettre à sa disposition au cas où il en réclamerait. Cette question, que je croyais toute naturelle, parut extraordinaire aux accoucheurs membres du jury qui me déclarèrent qu'ils ne se servaient pas de protecteur en pareil cas : j'insistai néanmoins, ne pouvant admettre qu'un candidat risquât de prendre la syphilis dans un concours, à l'occasion d'un examen auquel il ne pouvait se soustraire ; on finit par trouver dans l'établissement — un de ceux où se font le plus grand nombre des accouchements — un unique condom. Il resta d'ailleurs sans emploi, le candidat auquel échut la malade n'ayant pas manifesté le désir de s'en servir et ayant pratiqué le toucher avec le doigt à nu.

Je ne suis plus surpris depuis ce jour de la fréquence de la syphilis professionnelle chez les accoucheurs et les sages-femmes.

(1) JULLIEN, Sur deux cas de syphilis d'emblée, sans accident initial. *Beiträge zur Dermatologie und Syphilis, Festschrift gewidmet Neumann.* Vienne, 1900, p. 367.

multiples égards, d'un chirurgien et de son aide qui,
dans le cours d'une même opération d'ablation de
foyer tuberculeux chez une malade en incubation de
roséole syphilitique, se piquèrent avec une aiguille à
suture et s'inoculèrent ainsi la syphilis, — une syphilis
qui, chez tous deux, présenta cette particularité rare
de ne pas débuter par un chancre, mais de se traduire
d'emblée par des phénomènes généraux, particularité
due sans doute à ce que le sang qui avait été introduit
dans le derme pendant l'opération avait été immédiatement extrait par succion, tandis que celui qui avait
pénétré jusqu'au tissu cellulaire sous-cutané avait
déterminé l'infection des opérateurs.

La transmission de la syphilis aux accoucheurs, aux
chirurgiens, aux dentistes, dans le cours de leurs
examens et de leurs interventions est loin d'être rare.
Lorsqu'il adresse à l'un d'eux une femme enceinte ou
un malade atteint d'une affection qui réclame leurs
soins, le médecin, qui connaît l'existence de la syphilis
chez son client, remplit un devoir strict en leur faisant
part de cet antécédent capital : d'ailleurs, non seulement il met son correspondant sur ses gardes et lui
suggère la nécessité de prendre des précautions et
peut ainsi lui éviter le risque d'une contamination,
mais encore il facilite parfois le diagnostic et, d'autres
fois, il fournit les éléments d'une indication thérapeutique qui peut être d'importance capitale. Lorsque,
sous un prétexte ou sous un autre, le malade réclame le
silence, le médecin doit lui exposer les inconvénients
qu'une pareille réticence pourrait avoir pour lui, malade,
et les dangers qu'il ferait ainsi courir à celui dont il va
réclamer les soins. En évoquant le sentiment de la responsabilité encourue, en faisant remarquer à son client

que le confrère auquel il communiquera son diagnostic est tenu d'en conserver le secret, que lui-même évitera ainsi un interrogatoire long et toujours pénible, le médecin parviendra toujours à lever l'obstacle.

Le simple examen de la cavité buccale et surtout du pharynx, provoquant l'expulsion de salive mêlée des produits d'une érosion syphilitique et sa projection sur une excoriation du visage, le contact avec un linge imbibé de pus contagieux, voilà encore une série d'autres modes de contamination du médecin.

Plus rarement, c'est le contact fortuit d'un instrument ou d'un objet imprégné de sécrétions virulentes : c'est, comme chez un éminent médecin trop tôt enlevé par des accidents de syphilis cérébrale, le contact d'un coupe-papier dont il s'est servi en guise d'abaisse-langue pour examiner la gorge d'un syphilitique et que, quelques instants après le départ de son client, il met machinalement dans sa bouche.

Il est inutile de prolonger cette énumération. Il suffit d'avoir montré que la syphilis professionnelle des médecins n'est pas exceptionnelle et que, plus fréquente dans certaines spécialités médicales, elle peut cependant s'observer dans toutes.

Inutile d'ajouter que le médecin contaminé professionnellement, fût-ce même par un malade qui l'aurait inoculé sciemment et par un traumatisme volontaire, ne saurait exercer la moindre tentative de poursuites : il est à la fois victime de sa profession et esclave du secret médical, son devoir impérieux.

S'il doit en silence subir les conséquences d'une imprudence ou d'un accident, le médecin syphilitique est, par contre, tenu de prendre les mesures les plus rigoureuses pour ne pas transmettre à ses clients la maladie dont il est atteint.

Oublierait-il ce devoir, qu'il s'exposerait en cas de transmission, à des poursuites judiciaires et à une condamnation d'autant plus certaine que sa victime aurait à lui reprocher la contamination non seulement en elle-même, mais encore comme conséquence d'une lourde faute professionnelle.

Il est donc d'absolue nécessité que le médecin atteint de syphilis suspende l'exercice de sa profession s'il est atteint de lésions contagieuses siégeant en des régions découvertes et ne pouvant être exactement occlues.

Or, précisément, en cas de contamination professionnelle, quatre fois sur cinq, le chancre occupe les doigts ou le dos de la main. Un pansement occlusif peut, à la vérité, y être appliqué et empêcher ses sécrétions de s'épandre. Mais, en bien des circonstances, ce pansement occlusif est, comme on l'a dit d'un autre genre d'occlusion, une toile d'araignée contre le danger.

Qu'un médecin, atteint de chancre du doigt, puisse, à la rigueur, palper, ausculter et percuter des malades atteints d'affections purement viscérales, en ayant soin de recourir sa lésion d'un pansement imperméable, cela peut se soutenir.

Il n'en est pas de même du chirurgien ou de l'accoucheur, dont les mouvements sont entravés dès le moment que ce pansement est assez large pour être efficace, dont l'aseptisation des mains est singulièrement gênée par la présence du pansement et qui risque toujours de le perdre au cours d'un examen ou d'une opération.

L'interdiction d'exercer la profession doit-elle se prolonger après la cicatrisation complète du chancre, doit-elle être aussi rigoureuse lorsque le chancre occupe une autre région que la main ?

Il est évident qu'alors un danger, le plus redoutable, sera passé ou absent, mais il en persiste d'autres de contingence variable.

Les lésions contagieuses de la main, en dehors du chancre, sont extrêmement rares ; il est cependant des onyxis et des périonyxis, que l'abus des antiseptiques rend précisément plus fréquents chez les chirurgiens et qui sont aussi gênants et aussi dangereux que le chancre lui-même. Ils doivent, comme lui, faire suspendre l'exercice des accouchements et toute intervention chirurgicale.

Indemne de toute lésion de la main, le médecin peut reprendre l'exercice intégral de sa profession quelle que soit sa spécialité. Il devra cependant, plus que tout autre, prendre garde aux lésions qu'il peut porter en toute autre région, fût-ce une région couverte, ne pas les toucher sans se laver de suite et soigneusement les mains ; il devra surtout, s'il opère, éviter les projections de salive tant qu'il sera atteint de plaques muqueuses buccales et, dans ce but, il pourra suivre le conseil, donné par quelques chirurgiens, de porter un masque devant la bouche pendant qu'il opérera.

Il devra encore se souvenir que, pendant les premiers mois de l'infection, son sang est contagieux, que l'écoulement sanguin provenant d'une plaie même minime produite au cours d'une opération peut inoculer son opéré, et peut-être sera-t-il prudent, pendant ces premiers mois, de porter pendant les opérations un gant de caoutchouc. Il est surtout un ordre de spécialistes pour lesquels les précautions sont de rigueur absolue et pour lesquels la syphilis devrait être une cause d'interruption complète de l'exercice professionnel, ce sont les dentistes, qui sont plus exposés que tous les autres opérateurs à subir, au cours de leurs interventions, des traumatismes des doigts entraînant l'écoulement de sang et le contact de celui-ci avec la muqueuse buccale, si rarement en état de parfaite intégrité, de leurs clients.

CHAPITRE XVII

LES SAGES-FEMMES ET LA SYPHILIS

Les sages-femmes se trouvent aussi fréquemment que les médecins en présence de la syphilis. Elles la connaissent, encore à l'heure actuelle, de façon très insuffisante. Les médecins ont souvent à les guider sur des questions de pratique. Il y a donc lieu de dire ici sommairement les principes qui doivent diriger les sages-femmes et aussi ceux qui doivent présider aux rapports entre les médecins et les sages-femmes dans certaines questions relatives à la syphilis.

Ce chapitre sera court. Il n'est, en effet, que l'application à une situation particulière des faits étudiés déjà dans les chapitres qui précèdent.

Comme les médecins et autant que les accoucheurs, les sages-femmes peuvent prendre la syphilis de leurs clientes, elles la prennent même peut-être plus souvent que les accoucheurs parce qu'elles ont plus souvent affaire aux femmes dont l'existence plus ou moins irrégulière a pour fréquente conséquence l'infection syphilitique, et aussi parce que leur éducation médicale ne les met pas suffisamment en garde contre les divers modes de contamination et ne les habitue pas à prendre les précautions nécessaires.

Comme les accoucheurs, elles sont surtout infectées

pendant l'examen et l'accouchement des femmes syphilitiques; elles peuvent encore être contaminées par les nouveau-nés syphilitiques qu'elles soignent, pansent et habillent, parfois en pratriquant la respiration artificielle par insufflation que quelques-unes effectuent encore de bouche à bouche, ou encore par les nourrices dont elles « font » les bouts de sein.

En raison du mode habituel d'inoculation, le chancre des sages-femmes occupe presque toujours les doigts ou le dos de la main.

Comme l'accoucheur, la sage-femme atteinte de chancre syphilitique de la main doit suspendre complètement l'exercice de sa profession et la suspension doit durer au moins tant que le chancre ne sera pas remplacé par une cicatrice solide, incapable de se rompre dans un mouvement ou pendant le brossage des mains.

Au cas où elle ignorerait cette obligation, il appartient au médecin qui constate l'existence de ce chancre — je dis constate, car il ne faut pas attendre que la sage-femme demande un avis sur une ulcération du doigt pour l'éclairer sur la nature de cette ulcération — de la lui rappeler et de lui montrer quelle responsabilité morale et pécuniaire elle encourt en continuant de toucher et d'accoucher des femmes, de soigner des enfants.

A la période secondaire et pendant toute la durée de la phase contagieuse, la sage-femme syphilitique devra encore prendre des précautions minutieuses pour ne pas contagionner ses clientes et leurs enfants. Sur toutes les causes de danger, lésions suintantes des muqueuses ou de la peau, croûtes du cuir chevelu, sang des règles, sang issu d'un traumatisme, le médecin devra l'éclairer positivement, avec autant de détails que s'il s'agissait d'une personne complètement étrangère aux choses de la médecine : son éducation peut être et est souvent incomplète, il faut donc la faire entière.

Bien qu'aucune disposition légale n'interdise aux sages-femmes syphilitiques l'exercice de leur profession, elles n'en seraient pas moins passibles d'une responsabilité pécuniaire si elles venaient à transmettre la syphilis dont elles sont atteintes.

Un médecin ou un accoucheur place une sage-femme auprès d'une de ses clientes syphilitique en pleine période contagieuse ; doit-il avertir la sage-femme de l'état de sa cliente, lui révéler qu'elle est syphilitique, alors même qu'elle ne présente aucune manifestation apparente?

Je connais des accoucheurs qui, craignant une indiscrétion, préfèrent garder le silence, quitte à le rompre s'il survient un accident révélateur.

Je ne puis, pour ma part, souscrire à cette manière de voir et de faire. Je considère comme de stricte obligation pour le médecin de faire connaître à la sage-femme (1) qu'elle est en présence d'une femme syphi-

---

(1) J'ajouterai même à toute garde qu'il place auprès d'une femme en période contagieuse de la syphilis. La situation en pareil cas est assez grave et assez délicate pour que l'accoucheur ne place pas la première garde venue, dont il ne sait ni la valeur morale ni la discrétion : c'est à lui de choisir une personne en qui il puisse mettre sa confiance. Si la garde lui est imposée par la cliente, il doit encore la prévenir. Bien entendu, cette révélation ne peut avoir lieu qu'avec l'assentiment de la cliente ou de son mari, dans les

litique, en période contagieuse, dont les sécrétions, dont le sang même est inoculable, qu'elle doit par conséquent prendre pour elle-même et pour l'entourage toutes précautions nécessaires.

Le médecin aura soin d'aviser la cliente ou son mari, si elle s'ignore syphilitique, qu'il fera cette communication nécessaire; il ajoutera, s'il lui est fait quelque objection, que la sage-femme est, comme lui, tenue au secret professionnel, que, d'ailleurs, le meilleur moyen de lui faire conserver ce secret est de le lui présenter comme tel et de ne pas le lui laisser deviner ou apprendre par hasard, qu'en lui cachant la situation la cliente s'expose donc aux pires aventures, qu'elle l'expose, lui médecin, à une responsabilité inacceptable.

Lorsqu'il avisera la sage-femme, le médecin omettra, bien entendu, toutes les circonstances accessoires qu'il a pu connaître sur l'origine de la syphilis, tout ce qui ne présente pas d'intérêt médical direct : sa communication n'a pour objet que d'empêcher de nouvelles contaminations, elle ne doit pas livrer des secrets extra-médicaux.

Il lui rappellera discrètement qu'elle est, de par le Code et en termes formels (1), astreinte à ne pas révé-

conditions énoncées au texte courant, mais si l'assentiment lui est refusé, le médecin est en droit de refuser ses soins ; s'il ne voulait pas rompre avec sa cliente, il devrait dégager sa responsabilité et agirait prudemment en se faisant écrire, par sa cliente, une lettre lui enjoignant de ne pas mettre la garde au courant et déclarant le couvrir de toutes les conséquences de son silence.

(1) L'article 378 du Code pénal énumère, en effet, parmi les personnes astreintes au secret professionnel, « les médecins, chirurgiens et autres officiers de santé, ainsi que les pharmaciens, *sages-femmes...* »

ler ce secret, qu'en le lui faisant connaître, il lui prouve bien toute sa confiance, et qu'il entend ne pas la voir trahir cette confiance.

Je pense qu'en agissant ainsi ouvertement, vis-à-vis d'un auxiliaire indispensable et responsable, le médecin remplit son devoir. Si une indiscrétion était commise, on peut être assuré qu'elle l'aurait été bien plus sûrement encore au cas où le médecin aurait gardé le silence.

Je n'ai d'ailleurs jamais eu jusqu'ici à me repentir d'avoir suivi cette règle lors de l'accouchement de mes clientes syphilitiques et, en lisant le beau discours de M. B. Lacombe sur le secret médical, j'ai eu la satisfaction d'y trouver la justification de la règle que je m'étais imposée. « Si une cliente qu'il a soignée, mais non guérie d'une affection de même nature (il s'agit de la syphilis) appelle une sage-femme, disait l'avocat général à la Cour de Bordeaux, il (le médecin) doit à cette dernière un avertissement. Il hésitera d'ailleurs d'autant moins à le lui donner que, comme lui, elle est soumise à la loi du secret. »

TABLE DES MATIÈRES

Les origines du secret médical; le Code pénal; la jurisprudence des tribunaux, p. 1. — Le secret médical est de prescription impérieuse et d'intérêt public; son rôle capital dans la prophylaxie publique de la syphilis, p. 4. — D'où la nécessité de l'observer rigoureusement et de ne pas la laisser entamer par des exceptions partielles, fussent-elles même légales, à moins qu'il ne s'agisse de déclarations faites à des autorités médicales comme en Danemark, p. 6. — Éléments constitutifs du secret professionnel. Il n'est pas nécessaire, pour qu'il y ait lieu à l'observer, que les faits aient été confiés au médecin sous le sceau du secret, p. 9. — Le médecin doit s'abstenir de donner aucun renseignement sur la santé de ses clients, même de faire savoir que ceux-ci ne sont pas atteints d'une maladie dont ils sont soupçonnés, p. 11. — A plus forte raison ne pas signer d'attestation constatant qu'un de ses clients est atteint de maladie vénérienne ou publier dans des journaux ou des livres de renseignements ou d'observations concernant des clients dont on puisse reconnaître l'identité, p. 11. — Même délié par son client du secret professionnel, le médecin peut s'abstenir de le révéler et doit ordinairement s'en abstenir, p. 16. — Le médecin doit être très réservé dans la délivrance à ses clients d'attestations qu'ils sont eux-mêmes atteints de syphilis, 17. — Le médecin ne peut, en aucun cas, dénoncer à la justice les cas de transmission de syphilis qu'il vient à observer, p. 18.

Les articles 1382 à 1384 du Code civil sur la responsabilité civile sont applicables aux cas de transmission de la syphilis, p. 24. — Ils n'ont jusqu'ici presque jamais été invoqués que dans des cas de transmission de la syphilis de nourrisson à nourrice ou dans des cas de contamination par les instruments de travail, p. 25. — Les parents sont civilement responsables du dommage causé lorsqu'ils connaissaient la syphilis de leur enfant avant de le confier à la nourrice ou lorsque l'état maladif de l'enfant leur faisait un devoir de s'enquérir de la nature de sa maladie, p. 27. — Leur responsabilité est plus engagée encore, lorsque, connaissant la maladie de leur enfant, ils n'en préviennent pas la nourrice et traitent celle-ci en lui dissimulant la nature des remèdes qu'elle prend, p. 28. — Responsabilité des administrations hospitalières en cas de contamination des nourrices par les enfants assistés qui leur ont été confiés; cette responsabilité n'est admise par

6015-02. — CORBEIL. Imprimerie ÉD. CRÉTÉ.